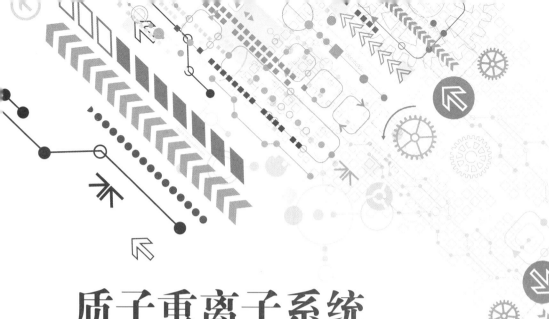

质子重离子系统
应用技术解析
及运维管理

Application Technology,
Operation and Maintenance Management
of Proton and Heavy Ion Facility

王 岚◎编 著

U0377177

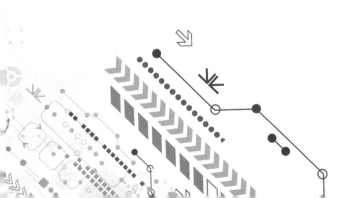
復旦大學出版社

内容简介

本书主要从 3 个方面进行了阐述，第一部分系统介绍了质子重离子系统的技术特性和应用发展，以及医院建设和运维管理的特点难点；第二部分详细介绍了 PT 设备及支撑其正常运行的辅助保障系统的技术原理；为了保障 PT 设备及其辅助保障系统的安全有效运行，第三部分系统描述了医院后勤运维管理的做法和成效。本书内容科学实用、全面系统、图文并茂，具有较强的针对性和实用性，是一本质子重离子系统设施设备的技术介绍书籍，也是一本供相关质子重离子医疗机构保障人员学习 PT 技术及设备运行管理的参考书籍。

本书编委会

顾问 陈建平　诸葛立荣

主编 王　岚

编委（以姓氏笔画排名）

王　岚　王　恬　王孝娃　王骏麟

史伟忠　朱建民　朱春杰　刘　鹏

李万宏　张　勇　姚建忠　蒋晓勇

序

上海市质子重离子医院(以下简称"重离子医院")是一所集医疗、科研、教学于一体,以质子重离子放射技术为主要治疗手段的现代化、国际化肿瘤治疗专科医院,也是国内第一家同时配备质子和重离子放疗设备的医疗机构。按照最高标准、最严要求建设的重离子医院于 2015 年 5 月正式开业,至今已治疗 2500 余例患者。在重离子医院开业 5 周年之际,医院后勤团队通过分析汇总系统设备技术原理,梳理总结后勤管理 5 年工作实践经验,编制完成了《质子重离子系统应用技术解析及运维管理》一书。

本书主要从 3 个方面展开论述,第一部分系统介绍了质子重离子(PT)系统的技术特性和应用发展,以及医院建设和运维管理的特点、难点;第二部分详细介绍了 PT 设备及支撑其正常运行的辅助保障系统的技术原理;为了保障 PT 设备及其辅助保障系统安全有效运行,第三部分系统描述了医院后勤运维管理的做法和成效。本书内容科学实用、全面系统、图文并茂,具有较强的针对性和实用性,是一本介绍质子重离子系统设施、技术的书籍,也是一本供相关质子重离子医疗机构保障人员学习 PT 技术及设备运行管理的参考书籍。

PT 设备及其辅助保障系统的正常运行是重离子医院的"生命线",设备运维管理水平直接影响医院医疗业务的正常开展。本书的编制体现了重离子医院后勤保障工作的系统性、技术性和创新性,充分考虑了多专业多学科发展的需求,充分展现了具有尖端设备技术的医院后勤管理专业化水平。通过对技术资料的积累、对制度流程的整理、对运维管理的思考,提升了医院设备设施运维管理效率，促进了重离子医院后勤科学化、标准化、精细化、规范化管理，为实现重离子医院更高质量、更好水平、可持续发展提供支撑，为质子重离子系统设备技术消化吸收创新打下了基础。

2020 年 2 月

前　言

　　本书基于上海市质子重离子医院质子重离子治疗系统(IONTRIS)(简称"PT设备")以及配套设施,阐述质子重离子加速器的建筑、供配电、冷却水、暖通空调、辐射安全(PSS)、给排水、消防安保、运维信息系统等设备构成,以及关键技术及运行维护管理的规范。

　　为了确保各系统安全可靠地运行,提高PT设备运行效率,重离子医院工程技术团队依据IONTRIS对各子系统的要求,在原设计的基础上,结合专业知识及现场实际运行维护与管理的情况,通过查阅资料、实际验证、数据统计、分析讨论,对各系统涉及的技术细节、管理规范进行分析和总结,汇编成本书,同时,附上一些重要图片,以便使本书的阅读更加简单清晰。

　　本书由王岚担任主编,总体负责本书编写的各项工作。编委会的同志均参与了部分章节资料收集及编写。其中,王岚、朱建民、朱春杰、刘鹏、王孝娃、李万宏共同完成了第1章的编写;刘鹏、张勇共同完成了2.1、3.1、3.2和3.7节的编写;史伟忠完成了2.4节的编写;蒋晓勇完成了2.5和3.8节的编写;姚建忠完成了2.8节的编写;王骏麟完成了2.6节的编写;王孝娃完成了2.7和3.9节的编写;朱春杰完成了2.2、3.4和3.5节的编写;李万宏完成了2.3和3.6节的编写;王恬、李万宏共同完成了3.3节的编写;李万宏协助主编完成了本书的编辑校对工作。

　　本书编写过程参考了西门子质子重离子设备的相关技术资料、配套辅助设备的设计资料、设备调试记录、行业标准规范以及其他同行发表的文献

　　资料,并得到了许多同行的技术指导与帮助,在此表示衷心感谢!

　　由于笔者水平有限,编写中的不足请读者予以指正。

编委会

2020 年 2 月

目　录

1

质子重离子系统及辅助
设施应用技术概述

1.1.1　质子重离子治疗技术的应用概述

　　恶性肿瘤(癌症)是严重威胁人类生命的常见病。目前全世界每年新增患者 1 200 万以上,并呈逐年上升趋势。世界卫生组织统计显示,全球每年因癌症死亡人数在 820 万以上。我国每年新增癌症患者在 350 万以上,每年因癌症死亡人数约为 270 万,占我国死亡总人数的 20%。癌症已居各种死亡原因的首位,预防和治疗癌症新方法的探索已成为我国健康战略的重要内容。

　　目前,恶性肿瘤治疗主要依赖三大手段,即手术、化疗和放射治疗(简称放疗)。常规放射治疗技术是光子放疗。光子放疗采用高能 X 射线或 γ 射线完成肿瘤治疗。此外,放疗方法还有 γ 刀、X 刀、射波刀、TOMO 刀等。质子重离子放射治疗作为一种新的肿瘤治疗手段,在世界范围内均处于快速发展阶段,由于其具备很强的精准医学特性,因此为肿瘤患者带来了福音。

　　质子和重离子放疗的出现使得现代放射治疗迈入了一个崭新时代。质子重离子治疗通过集成高能物理、加速器、计算机、自动控制等新技术,应用肿瘤的影像成像、放疗计划、设计、实施和质量控制,使肿瘤放疗的精确性达到很高水平,既能有效杀灭肿瘤细胞,又能最大限度地保护周围健康组织,具有精度高、疗程短、疗效好、副作用小等优势。

质子和重离子射线在进入人体的过程中剂量释放很少,但到达肿瘤靶区时能量全部释放,形成布拉格(Bragg)峰,类似于在肿瘤区域进行"立体定向爆破",肿瘤靶区在接受放射剂量的同时,将周围正常组织的损伤降到最低。其中,重离子放疗使用的是比质子具有更高能量的粒子射线,目前最常用的是碳离子,能有效杀灭乏氧的或放疗抵抗的肿瘤细胞,并且对各个周期的肿瘤细胞都具有杀伤作用,因此比质子束更有优势。

质子是原子核的基本组成部分,带正电荷。放疗用的质子来自氢原子,移去其外周的一个电子即成为质子(H^+)。重离子包括碳、氧及氮等,放射物理学和生物学的研究表明,比较适合人类肿瘤放疗的是碳离子。碳离子是二氧化碳去掉氧后的带正电荷的碳原子。把质子或重离子注入加速器,加速到接近光速的 70% 时引出,用于临床治疗。

重离子在放射物理学和生物学方面均有优势。在放射物理学方面,重离子射线可对肿瘤组织实行"立体定向爆破",精准杀灭肿瘤细胞,同时有效保护周围正常组织;重离子属于高传能线密度射线,能比传统放疗产生更有效的肿瘤杀伤效应,因此备受关注。

光子放射线的物理学剂量随着进入人体的深度而逐渐降低。如果在皮肤下 15 cm 处有一个肿瘤,则肿瘤浅部的正常组织和器官受到的剂量要大于肿瘤,射线穿过肿瘤后,对肿瘤深部的正常组织和器官也给予了一定的放射剂量。而质子和重离子射线的物理学剂量分布和光子完全不同,它们的粒子射线的物理特征是具有布拉格峰,即粒子射线在进入人体后剂量释放不多,而在射程末端,剂量全部释放,这种物理剂量分布的特点非常有利于肿瘤治疗。能够给予肿瘤比较高的放射剂量,而给予肿瘤周围的正常组织和器官的剂量明显少于光子放疗。图 1-1 是几种射线的相对剂量分布对比图。

在放射生物学方面,质子重离子放疗比传统的光子放疗有更大的肿瘤杀灭效应。研究结果表明,质子放疗杀灭肿瘤的效果是光子的 1.2 倍。重离子放射线有更强烈的放射生物学效应,因为它对肿瘤细胞 DNA 的杀伤是双链断裂,所以具有比质子更强的肿瘤杀灭效应。特别对光子和质子放射抵抗的肿瘤,如 G0、S 期的肿瘤细胞,乏氧肿瘤细胞和固有的放射抵抗肿瘤

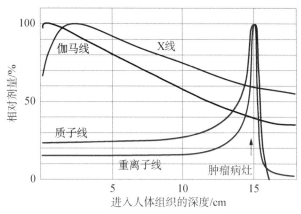

图 1-1　几种射线的相对剂量分布对比图

（摘自 http://www.zhonglizi.org/zlz/）

（如黑色素瘤），重离子杀灭肿瘤的能力是光子的 3 倍。

1.1.2　质子重离子治疗技术的发展

质子和重离子应用于肿瘤的临床治疗经历了很长的时间。20 世纪 30 年代，美国人欧内斯特·劳伦斯（Ernest Lawrence）在研究原子结构时发明了回旋加速器，并因此获得了 1939 年诺贝尔物理学奖。回旋加速器产生的高能粒子射线不仅对高能物理研究非常重要，其剂量分布曲线与普通光子有明显差异，具备潜在的医学价值。1946 年，罗伯特·威尔逊（Robert Wilson）在此基础上首先提出了利用高能粒子束治疗肿瘤的设想。从此，质子重离子治疗癌症的研究正式拉开序幕。表 1-1 为有关全球质子重离子发展重要事件统计表。

表 1-1　全球质子重离子发展重要事件统计表

年份	国家	事　件
1939	美国	Ernest Lawrence 在研究原子结构时发明了回旋加速器，获诺贝尔物理学奖
1946	美国	Robert Wilson 在 *Radiology* 杂志发表论文，提出质子治疗肿瘤的建议

（续表）

年份	国家	事　件
1948	美国	J. H. Lawrence 开始利用 104 in 回旋加速器上的 340 MeV 质子流和 910 MeV 氦离子进行质子的生物医学研究
1951	美国	L. Lekell 提出立体定向放射手术(SRS)的概念,即目前广泛应用的立体定向放射治疗(SRT)的最初思想
1952	美国	Comelius Tobias 在美国加州大学伯克利分校的劳伦斯伯克利国家实验室(Lawrence Berkeley National Laboratory)开展了最初的质子和氦粒子放疗实验
1954	美国	Comelius Tobias 在美国加州大学伯克利分校的劳伦斯伯克利国家实验室利用质子射线对晚期乳腺癌患者进行了治疗
1955	瑞典	Gustaf Werner 研究所由 B. Larsson 领导一个研究组开始质子治疗研究工作
1957	瑞典	瑞典在乌普萨拉大学斯维德伯格实验室(Uppsala Swedberg Lab)开始质子治疗研究工作
1959	瑞典	Gustaf Werner 研究所的 185 MeV 回旋加速器治疗第一个患者
1959	美国	哈佛大学 W. H. Sweat 和 A. M. Koebler 合作,用回旋加速器实验室(HCL)的 160 MeV 质子束流进行质子治疗研究
1961	美国	哈佛大学的回旋加速器实验室(Harvard Cyclotron Laboratory)与美国马萨诸塞总医院(MGH)合作,进行质子治疗脑垂体有关疾病研究
1965	美国	R. N. Kjellbery 用质子布拉格峰放射手术治疗动静脉畸形
1967	苏联	苏联在杜布纳联合核子研究所(Joint Institute for Nuclear Research, Dubna)进行质子束放射治疗临床研究
1975	美国	MGH 和 HCL 合作用质子对眼黑色素进行治疗
1985	美国	Loma Linda 大学医学中心(LLUMC)建造专用质子中心
1985	全世界	成立 Proton Therapy Cooperative Group(PTCOG),决定每年召开学术会议,并定期出版 *Particles Newsletter*
1992	美国	LLUMC 启用了专用质子中心
1994	日本	NIRS 在千叶县建造了重离子医用加速器
1994	日本	千叶县重离子医用加速器开始重离子(重离子)放疗临床试验

（续表）

年份	国家	事　件
1995	美国	MGH 开始建造东北质子治疗中心(NPTC)
1997	德国	德国国家重离子研究中心(GSI)开始重离子治疗工作
2001	美国	东北质子治疗中心开业
2001	日本	日本兵库县粒子束治疗中心(Hyogo Ion Beam Medical Center，HIBMC)成立
2005	中国	万杰质子治疗中心建成
2014	中国	重离子医院开始临床试验
2015	中国	重离子医院开业

1.1.3　全球粒子治疗中心概况

1992 年，LLUMC 启用了专用质子中心，这在质子治疗的历史上具有划时代的意义。此前，质子治疗仅是高能物理实验室大型加速器的副产品之一，而医学专用加速器的应用正式宣告质子治疗进入了医学领域，而且确定了其的应用地位，加快了这一技术的发展与推广应用。

1994 年，世界第一台医用的重离子加速器诞生于日本国立放射科学研究所(简称放医研，NIRS)。目前，德国、意大利、中国陆续开展了重离子治疗的研究，并分别建造了重离子治疗中心。

根据国际粒子治疗协作委员会的数据，截至 2019 年 12 月，全球有 19 个国家，共计 99 家质子、重离子中心开展治疗。其中，开展碳离子治疗的国家有 5 个，分别是日本、德国、中国、意大利和奥地利，共计 13 家运营中心；开展质子治疗的国家有 18 个，分别是美国、日本、德国、俄罗斯、意大利、英国、法国、荷兰、中国、韩国、瑞典、奥地利、加拿大、捷克共和国、丹麦、波兰、南非、瑞士，共计 86 家质子运营中心。表 1 - 2 所示为全球粒子治疗中心统计数据。

表 1 - 2　全球粒子治疗中心统计数据

国家	地点	中心名称	粒子种类	最大能量/MeV	加速器类型	治疗开始时间/年
俄罗斯	莫斯科	ITEP	质子	250	同步加速器	1969
瑞士	普利根	CPT，PSI	质子	250	回旋加速器	1984
英国	威勒尔半岛	Clatterbridge	质子	62	回旋加速器	1989
美国	罗马琳达	J. Slater PTC	质子	250	同步加速器	1990
法国	尼斯	CAL/IMPT	质子	65 235	同步回旋加速器	1991
法国	奥尔赛	CPO	质子	230	回旋加速器	1991
南非	开普敦	NRF-iThemba Labs	质子	200	回旋加速器	1993
日本	千叶	HIMAC	碳离子	800/u	同步加速器	1994
美国	旧金山	UCSF-CNL	质子	60	回旋加速器	1994
加拿大	温哥华	TRIUMF	质子	72	回旋加速器	1995
日本	柏市	NCC	质子	235	回旋加速器	1998
德国	柏林	HZB	质子	250	回旋加速器	1998
俄罗斯	杜布纳镇	JINR 2	质子	200	回旋加速器	1999
日本	筑波	PMRC 2	质子	250	同步加速器	2001
美国	波士顿	MGH Francis H. Burr PTC	质子	235	回旋加速器	2001
日本	兵库	HIBMC	质子	230	同步加速器	2001

（续表）

国家	地点	中心名称	粒子种类	最大能量/MeV	加速器类型	治疗开始时间/年
日本	兵库	HIBMC	碳离子	320/u	同步加速器	2002
意大利	卡塔尼亚	INFN-LNS	质子	60	回旋加速器	2002
日本	静冈	Shizuoka Cancer Center	质子	235	同步加速器	2003
中国	淄博	WPTC, Wanjie	质子	230	回旋加速器	2004
中国	兰州	IMP-CAS	碳离子	400/u	同步加速器	2006
美国	休斯敦	MD Anderson Cancer Center	质子	250	同步加速器	2006
美国	杰克逊维尔	UFHPTI	质子	230	回旋加速器	2006
韩国	一山县	KNCC	质子	230	回旋加速器	2007
日本	郡山	STPTC	质子	235	同步加速器	2008
德国	海德堡	HIT	碳离子	430/u	同步加速器	2009
德国	慕尼黑	RPTC	质子	250	回旋加速器	2009
德国	海德堡	HIT	质子	250	同步加速器	2009
美国	俄克拉何马州	Oklahoma Proton Center	质子	230	回旋加速器	2009
日本	群马	GHMC	碳离子	400/u	同步加速器	2010
美国	沃伦维尔	Chicago Proton Center, Warrenville	质子	230	回旋加速器	2010

（续表）

国家	地点	中心名称	粒子种类	最大能量/MeV	加速器类型	治疗开始时间/年
美国	费城	Roberts PTC, Upenn	质子	230	回旋加速器	2010
美国	汉普顿	HUPTI	质子	230	回旋加速器	2010
日本	指宿	MPTRC	质子	250	同步加速器	2011
日本	福井	Fukui Prefectural Hospital PTC	质子	235	同步加速器	2011
意大利	帕维亚	CNAO	质子	250	同步加速器	2011
波兰	克拉科夫	IFJ PAN	质子	230	回旋加速器	2011
意大利	帕维亚	CNAO	碳离子	480/u	同步加速器	2012
捷克共和国	布格拉	PTC Czech r. s. o.	质子	230	回旋加速器	2012
美国	萨摩赛特	ProCure Proton Therapy Center	质子	230	回旋加速器	2012
日本	鸟栖市	SAGA-HIMAT	碳离子	400/u	同步加速器	2013
德国	爱森	WPE	质子	230	回旋加速器	2013
日本	名古屋爱知县	Nagoya PTC	质子	250	同步加速器	2013
美国	西雅图	SCCA ProCure Proton Therapy Center	质子	230	回旋加速器	2013

（续表）

国家	地点	中心名称	粒子种类	最大能量/MeV	加速器类型	治疗开始时间/年
美国	圣路易斯	S. Lee Kling PTC, Barnes Jewish Hospital	质子	250	同步回旋加速器	2013
中国	上海	SPHIC	碳离子	430/u	同步加速器	2014
中国	上海	SPHIC	质子	250	同步加速器	2014
意大利	特兰托	APSS	质子	230	回旋加速器	2014
美国	诺克斯维尔	ProVision Cancer Cares Proton Therapy Center	质子	230	回旋加速器	2014
美国	圣地亚哥	California Protons Cancer Therapy Center	质子	250	回旋加速器	2014
美国	什里夫波特	Willis Knighton Proton Therapy Cancer Center	质子	230	回旋加速器	2014
德国	德累斯顿	UPTD	质子	230	回旋加速器	2014
日本	北海道	Hokkaido Univ. Hospital PBTC	质子	220	同步加速器	2014
日本	长野县	Aizawa Hospital PTC	质子	235	回旋加速器	2014
德国	马尔堡	MIT	碳离子	430/u	同步加速器	2015
日本	横滨	i-Rock Kanagawa Cancer Center	碳离子	430/u	同步加速器	2015
德国	马尔堡	MIT	质子	250	同步加速器	2015

（续表）

国家	地点	中心名称	粒子种类	最大能量/MeV	加速器类型	治疗开始时间/年
瑞典	乌普萨拉	The Skandion Clinic	质子	230	回旋加速器	2015
中国	台北	Chang Gung Memorial Hospital	质子	230	回旋加速器	2015
美国	罗切洛特	Mayo Clinic Proton Beam Therapy Center	质子	220	同步加速器	2015
美国	欧文市	Texas Center for Proton Therapy	质子	230	回旋加速器	2015
美国	孟菲斯	St. Jude Red Frog Events Proton Therapy Center	质子	220	同步加速器	2015
韩国	首尔	Samsung PTC	质子	230	回旋加速器	2015
美国	杰克逊维尔	Ackerman Cancer Center	质子	250	同步回旋加速器	2015
美国	新不伦瑞克	Laurie Proton Center of Robert Wood Johnson Univ. Hospital	质子	250	同步回旋加速器	2015
美国	凤凰城	Mayo Clinic Proton Therapy Center	质子	220	同步加速器	2016
美国	巴尔的摩	Maryland Proton Treatment Center	质子	250	回旋加速器	2016
美国	辛辛那提	Cincinnati Children's Proton Therapy Center	质子	250	回旋加速器	2016

（续表）

国家	地点	中心名称	粒子种类	最大能量/MeV	加速器类型	治疗开始时间/年
日本	冈山	Tsuyama Chuo Hospital	质子	235	同步加速器	2016
俄罗斯	奥布宁斯克	MRRC	质子	250	同步加速器	2016
美国	奥拉多	Orlando Health PTC	质子	250	同步回旋加速器	2016
美国	克利夫兰	UH Sideman CC	质子	250	同步回旋加速器	2016
美国	底特律	Beaumont Health Proton Therapy Center	质子	230	回旋加速器	2017
美国	迈阿密	Baptist Hospital's Cancer Institute PTC	质子	230	回旋加速器	2017
日本	大阪	Hakuhokai Group Osaka PT Clinic	质子	235	同步加速器	2017
日本	神户	Kobe Proton Center	质子	235	同步加速器	2017
日本	大阪	Osaka Heavy Ion Therapy Center	碳离子	430/u	同步加速器	2018
英国	纽波特	Proton Partner's Rutherford CC	质子	230	回旋加速器	2018
英国	曼彻斯特	The Christie Proton Therapy Center	质子	250	回旋加速器	2018
法国	卡昂	CYCLHAD	质子	230	回旋加速器	2018

（续表）

国家	地点	中心名称	粒子种类	最大能量/MeV	加速器类型	治疗开始时间/年
日本	爱知县	Narita Memorial Proton Center	质子	230	回旋加速器	2018
俄罗斯	圣彼德堡	MIBS	质子	250	回旋加速器	2018
荷兰	代尔夫特	Holland PTC	质子	250	回旋加速器	2018
美国	华盛顿	MedStar Georgetown University Hospital PTC	质子	250	同步回旋加速器	2018
美国	纳什维尔	Provision CARES Proton Therrapy Center	质子	230	回旋加速器	2018
美国	亚特兰大	Emory Proton Therapy Center	质子	250	回旋加速器	2018
荷兰	格罗宁根	UMC PTC	质子	230	回旋加速器	2018
中国	武威	Heavy Ion Cancer Treatment Center, Wuwei,	碳离子	400/u	同步加速器	2019
丹麦	奥胡斯	Dansk Center for Partikelterapi	质子	250	回旋加速器	2019
印度	金奈	Apollo Hospitals PTC	质子	230	回旋加速器	2019
俄罗斯	季米特洛夫格勒市	Federal HighTech Center of FMBA, Dimitrovgrad	质子	230	回旋加速器	2019
荷兰	马斯特里赫特	ZON PTC	质子	250	同步回旋加速器	2019

（续表）

国家	地点	中心名称	粒子种类	最大能量/MeV	加速器类型	治疗开始时间/年
美国	俄克拉何马州	Stephensen Cancer Center	质子	250	同步回旋加速器	2019
美国	弗林特	McLaren PTC	质子	250/330	同步加速器	2019
美国	纽约	The New York Proton Center, East Harlem	质子	250	回旋加速器	2019
美国	华盛顿	Johns Hopkins National Proton Center,	质子	250	同步加速器	2019
美国	佛罗里达	South Florida Proton Institute, SFPTI,	质子	250	回旋加速器	2019
奥地利	维也纳新城	MedAustron	质子	253	同步加速器	2016
奥地利	维也纳新城	MedAustron	碳离子	403/u	同步加速器	2019

1.1.4 上海市质子重离子医院概况

上海市质子重离子医院(复旦大学附属肿瘤医院质子重离子中心,上海市质子重离子临床技术研发中心,图1-2)(以下简称"重离子医院")是中国首家、全球第三家同时掌握质子重离子放疗技术的医疗机构。医院于2014年6月起开展临床试验。国家食品药品监督管理总局(CFDA)组织了国内最具权威的放疗临床、物理及卫生统计等多方面专家,共同验证了质子重离子系统设备的安全性和有效性。2015年3月,经CFDA审查通过后,重离子医院成为我国第一家获得批准注册质子重离子治疗设备的医院。2015年5月,医院正式对外运营。至2019年12月,已累计治疗患者超过2500例。图1-3所示为重离子医院治疗室。

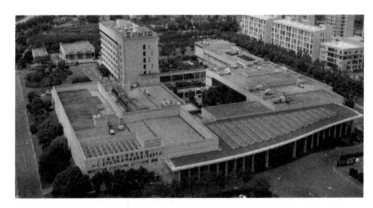

图1-2 上海市质子重离子医院鸟瞰图

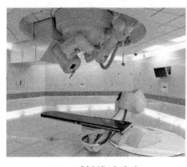 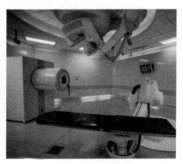

(a) 45°射线治疗室 　　　　(b) 90°治疗室

图1-3 重离子医院治疗室

质子和重离子放疗的临床适应证为肿瘤局限在原位或有区域淋巴结转移,但没有发生远处转移的患者,具体包括:①头颈部肿瘤,如鼻咽癌、局部晚期的头颈部癌;②中枢神经系统肿瘤,如星形胶质细胞瘤、孤立的脑转移灶、垂体瘤、脑动静脉畸形、脑膜瘤、听神经瘤;③颅底肿瘤,如脊索瘤、软骨肉瘤;④消化道肿瘤如原发性肝癌、胰腺癌;⑤不适合手术的 Iʺ~Ⅲ期肺癌;⑥腹盆腔肿瘤,如前列腺癌、腹膜后软组织肉瘤。

质子重离子放疗不适合:①全身性的恶性疾病,如白血病、多发性骨髓瘤等;胃癌等空腔脏器的癌症;②一般情况不好的患者;③已经发生了广泛的远处器官的肿瘤转移;④同一肿瘤部位已接受过 2 次及以上放射治疗的患者;⑤无法较长时间(30 min)保持俯卧或仰卧体位的患者。

1.2 质子和重离子的特性

1.2.1 质子和重离子的物理特性和生物特性

1. 质子的物理特性及生物特性

质子于 1920 年由 Ernest Rutherford 发现,是组成原子的主要成分之一。质子带一个单位的正电荷,与电子电荷性质相反。质子电量为 1.60×10^{-19} C,电子与其电荷量相同,但质子的质量是电子的 1 836 倍,为 1.67×10^{-27} kg,质子为稳定粒子。

通常情况下,氢原子在 13.5 eV 能量的情况下就会失去电子而产生自由质子。相反,质子也可以从其周围环境中捕获一个电子转化为氢原子。质子可以在核反应中产生,也可以在加速器中产生。

质子束用于临床放射治疗肿瘤时,对肿瘤细胞的杀伤是与质子和细胞内的物质之间的相互作用相关联的。这种相互作用过程既有能量传递的直接作用,也有通过水的辐射反应产生的大量自由基的间接作用。直接作用指射线直接将能量传递给生物分子,引起电离和激发,导致分子结构的改变和生物活性的丧失。间接作用指射线首先作用于水,引起水分子的活化和自由基的生成,然后通过自由基作用于生物分子,间接造成其靶分子活性损伤。质子束属于低传能线密度(LET)射线,故间接作用占主导地位。

从射线与物质相互作用的角度分析,质子进入生物组织后,按照质子能量大小划分,主要有 3 种相互作用:低能质子——电子俘获;中、高能质子——与原子中的电子碰撞;超高能质子——与原子核碰撞和发生核反应。其中第二种作用最重要。

质子与常规射线相比,有 2 个显而易见的优点:其一,对于精确对准肿瘤病灶处的质子布拉格峰,肿瘤处受到最大的照射剂量,而肿瘤前的正常细胞只受到 1/3 左右的峰值剂量,因此对正常组织造成很小的损伤;其二,剂量在其射程末端急剧下降,这样能确保肿瘤后部的正常细胞基本上不受到伤害。由此可见,质子非常有利于深度肿瘤治疗,可以根据在体内的深度选择质子的能量,使剂量在肿瘤位置上而不伤害健康组织。

2. 重离子的物理特性及生物特性

重离子指原子序数大于 2 并失去了全部或部分电子的原子,形成带正电荷原子核,如碳离子、氖离子、硅离子、氩离子等。重离子与质子一样,具有布拉格峰的特性,并且随着原子序数的增大,布拉格峰宽度越窄,后沿下降得越快,剂量分布越好。当重离子的能量在几百 MeV/u 时,其能量损失主要是由重离子的原子核与物质原子的外层电子的相互碰撞引起的。重离子单位射程中的能量损失与速度的平方成反比,也就是与重离子的能量成反比,当重离子能量减少到接近零时,能量损失最大,这就形成了重离子的布拉格峰。

重离子射线具有质子在放射物理剂量分布上的优点,但又有更强烈的放射生物学效应,具有比质子更强的肿瘤杀灭效应。重离子的能量达到 $10\sim400\,\text{MeV/u}$ 时,其 LET 的范围是 $15\sim200\,\text{keV}/\mu\text{m}$,可以达到质子的上百倍。当重离子穿过物质时,在物质浅层部位,剂量相对稳定,形成低剂量平坦区,而在射程末端,重离子速度瞬间变得很低,残余能量完全释放。

与光子射线相比,重离子射线治疗的放射生物学特点主要有:第一,相对生物效应(RBE)高,重离子照射可以造成 70% 的 DNA 分子发生两处以上的双链断裂,而且关键位点更易受到损伤,难以修复,导致肿瘤细胞死亡;第二,重离子杀灭肿瘤没有细胞周期依赖性,重离子治疗不仅导致细胞周期更易阻滞于 G_2 和 M 期,而且那些对低 LET 射线抵抗的处于平台期和 S 期的肿瘤细胞对重离子也较为敏感;第三,重离子放射治疗的疗效几乎不受肿瘤供氧的影响,可有效杀灭乏氧的肿瘤细胞。

1.2.2　质子重离子加速器原理概述

质子重离子的产生及加速流程为:由电子回旋共振离子源生成重离子或质子,能量约为 8 keV/u。根据治疗要求,用一个切换磁铁选择重离子或质子,通过低能输运线将粒子输送到直线加速器。直线加速器包括 2 个部分,第一部分通过射频四极场(RFQ)将离子加速到大约 400 keV/u,第二部分通过 IH‑DTL 进一步加速,使离子能量达到 7 MeV/u,通过中能输运线注入同步加速器。同步加速器根据放射治疗的需要提供束流。同步加速器循环运行,每一个循环的工作时间为 8 s(范围为 3~30 s)。同步加速器可将质子加速到最大能量为 250 MeV,重离子的最大能量为 430 MeV/u。质子或重离子从同步环引出后通过高能束流输运线导入治疗室内,从而对病人进行治疗。在本书的第 2 章,将以重离子医院的质子重离子系统(PT)设备为例,详细说明 PT 设备的构成及运行原理。

1.3　质子重离子加速器辅助设施的技术难点

质子重离子加速器的辅助设施包括配套建筑、辐射屏蔽与安全防护系统、加速器冷却水系统、供电配电系统、环境温湿度控制系统、消防安全控制等系统。为了适应质子重离子加速器高精度及稳定性运行要求,辅助设备须满足许多要求。

1.3.1　建筑屏蔽与安全防护

质子重离子治疗装置的运行能量较高。按照新的国家放射治疗装置分类标准,重离子医院的 PT 设备属于 I 类射线装置,其对建筑辐射屏蔽的要求非常高。

加速后的质子和重离子除本身具有极高的能量外,其与物质相互作用后,也会产生瞬态或残留的辐射,对人体和环境产生危害的风险极高,所以建筑辐射屏蔽与安全防护十分重要。

　　在建筑设计中,须根据质子重离子加速器的能量及辐射类型设置屏蔽。如直线段的防护水平相对较低,一般1 m厚的混凝土墙即可达到防护要求。而在治疗室内,尤其是主射线所对应的墙体,其墙体厚度须达到3.5 m以上。图1-4所示为上海市质子重离子医院大厅,图1-5所示为质子重离子区模型一角。

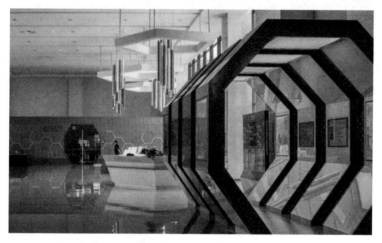

图1-4　上海市质子重离子医院大厅

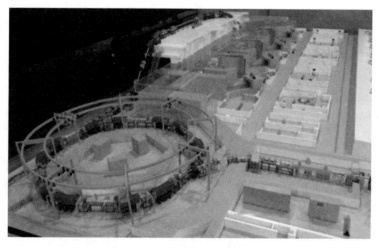

图1-5　质子重离子区模型一角

另外,由于 PT 设备的特殊性和复杂性,第 2 章将详细说明建筑消防、结构沉降、给水排水、楼宇自控等均有特殊要求。

1.3.2　加速器冷却水控制稳定性

不论加速的粒子为电子、质子或重离子,均是运用微波电场,将粒子加速到一定能量。微波电场的产生需要有大量的电磁装置,这些装置在运行过程中产生了大量热量,需要由冷却水作为介质将这些热量带走,以控制设备运行温度。随着加速器系统功能的完善,对于设备冷却水的要求相应提高。早期加速器一般采用风冷或简单水冷方法进行设备冷却。如电子直线加速器,使用的是独立的水冷机,结构相对简单。

加速器冷却水系统的温度控制方法的选择是决定整个系统控制稳定性的关键。控制方法的选择与负载的大小及负载的变化率等都有比较大的影响。PT 设备射线能量变化大,且变化由肿瘤患者的肿瘤情况决定。这种变化的能量使得设备发热量发生变化。射线能量不确定的变化规律直接导致设备发热量的变化不规律。因此,冷却水负载也同样产生不规律的变化。

冷却水温度控制须考虑多方面的因素。首先,须考虑系统在负载变化情况下的温度探测问题。其次,因为冷却水在同步环系统中的传输距离比较远,如果只做单闭环控制,很难达到稳定地控制温度的目的,所以,需要提高系统在负载变化时的响应速度。再次,为提高控制精度,避免系统出现低温状态波动,需要考虑在一次水系统中串入电加热装置,在重新开机时,能够使加速器尽快进入设定的温度运行。由于风机和冷冻机的投入或退出,二次水温度会波动,加速器负载也会引起温度波动,采用电加热装置后,能够提高温度控制的精度。

此外,加速器冷却水系统能耗较大,且 24 小时不间断工作,所以系统的节能设计非常重要。

加速器对于冷却水系统的水质也有比较高的要求。对于进入加速器腔体的循环水,需要控制的水质参数包括电阻率、颗粒物、pH 值、溶解氧等,所以在进行水质监测和处理时需要考虑多方面的因素。首先,针对流入加速器精密部件的冷却水,通过在线的纯水处理装置,实现在线补水。其次,为防止运行过程中产生金属离子,在系统中要连接在线去离子装置。此外,在各独立封闭的系统中加入多个水质监测点,将监测到的数据连接到监控系统中,实现数据的实时监测。图1-6所示为加速器冷却水集水盘,图1-7所示为冷却水机房一角。本书的第2章将详细说明这些问题。

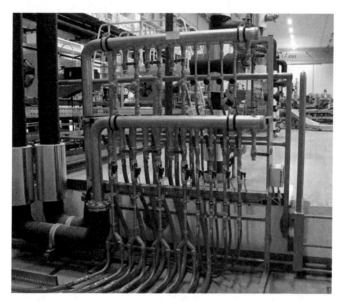

图1-6 加速器冷却水集水盘

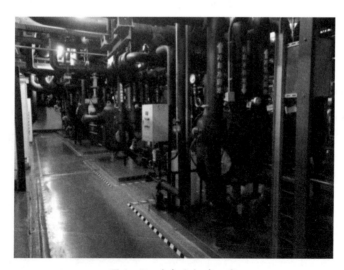

图1-7 冷却水机房一角

1.3.3 供配电系统稳定性

供配电系统是 PT 设备的重要辅助系统,重离子医院是上海市电力公司的一级重要用户。

重离子医院设有 1 个 35 kV 主变电站和 2 个 10 kV 分变电站。35 kV 主变电站有 2 路独立的 35 kV 进线,2 台 35 kV 变压器,每台变压器容量为 12 500 kVA,设计总装机容量为 25 000 kVA。2 个 10 kV 分变电站为 2♯ 变电站和 3♯ 变电站。2♯ 变电站内设 4 台 10 kV 变压器、2 台 10/0.4 kV～1 000 kVA 变压器,为常规放疗区供电,主要负载为 2 台光子加速器、1 台 CT 模拟机、1 台常规模拟机、1 台回旋加速器、1 台 SPECT/CT、1 台 PET/CT、2 台 MR、1 台肠胃造影设备、1 台 DR、2 台 CT。2 台 10/0.4 kV～1 600 kVA 变压器为病房楼、行政楼、门诊楼供电。3♯ 变电站内设 9 台 10 kV 变压器,单独为质子重离子区供电。4 台 10/0.42 kV～2 000 kVA 变压器主要为 PT 设备供电,1 台 10/0.42 kV～2 000 kVA 变压器为质子重离子设备备用变压器(热备用状态),2 台 10/0.4 kV～1 600 kVA 变压器和 2 台 10/0.4 kV～2 000 kVA 变压器为 PT 区工艺冷却水、空调、照明等设备供电。变电站设备如图 1-8 所示。

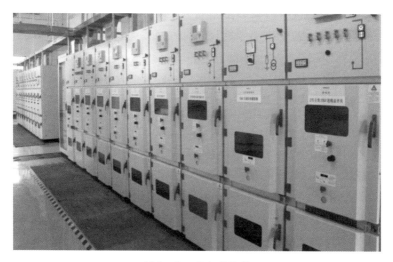

图 1-8 变电站设备

供配电系统设有应急柴油发电机 1 台和不间断电源(UPS)8 台。柴油发电机组的容量为 1 000 kVA,当外网供电系统中断后,柴油发电机组可在 15 秒内为重要设备供电,并可持续运行 3 个小时。发电机的主要负载为工艺冷却水泵、加速器系统的真空泵、PT 区 3 台 UPS。PT 区 3 台 UPS 的总容量为 900 kVA,按照 2 用 1 备的方式配置。当外网供电系统中断后,UPS 可持续为特别重要设备供电 3 小时。另外 5 台 UPS 的负载分别为 PT 区信息机房服务器、地下室信息机房服务器、消控中心服务器、药剂科发药机和检验科检验设备。

供配电系统在运行过程中,出现了一些技术难题,重离子医院工程技术团队实施了一些优化方案并取得了一定的效果。

例如,2014 年,医院安装了外电网监测系统,对 2 路 35 kV 进线电压进行监测,将实际电压偏离大于额定电压的 10% 作为电网波动。共监测到 9 次外电网波动,其中 3 次波动造成工艺冷却水系统水压明显波动,虽然每次的水压波动时间只有几十秒甚至更短,但这 3 次的水压波动都直接导致 PT 设备停机。变频器是控制水泵运行的重要部件,使用变频器的优点虽然很多,但对电网的供电质量要求也很高。当发生电网波动时,变频器会因为电网波动造成的电压闪变引起变频器保护动作,使低压控制电压波动范围超出保护设定范围,造成变频器的停机。虽然电压正常后,变频器可以自动开启,水泵可以正常运行,但变频器的停机已经造成了冷却水系统的水压下降,并造成了 PT 设备的连锁停机。针对电网波动的特征,通常安装 UPS、静态切换开关和定压补偿器这 3 种方案。实践表明,采用安装电压补偿器的方案对控制外电网波动的影响效果最优。

1.3.4　加速器设备区环境温湿度控制

PT 区设置专用的暖通空调控制(HVAC)系统,实时监控质子重离子加速器区域内的公用设备,确保设备运行稳定性。由于 PT 设备对环境温湿度要求高,HVAC 的运行状态正常与否直接影响到 PT 设备能否正常工作,因此功能高于一般的楼宇自动控制系统。图 1-9 所示为暖通空调机房。

环境温湿度控制重点研究的问题包括:HVAC 系统平台架构、HVAC 系统通信方式和接口的设计、HVAC 高精度温湿度控制、HVAC 节能研

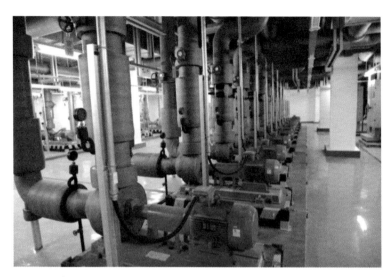

图 1-9 暖通空调机房

究等。

以上问题将在第 2 章展开详细说明。

质子重离子加速器及辅助设施技术解析

2.1.1 基本构成及工作原理

1. 系统构成

重离子医院质子重离子加速器系统（IONTRIS）由射频（RF）、离子源（Ion Source）、直线加速器（LINAC）、同步加速器（SYNC）、高能束流传输线（HEBT）上下段、4 个治疗室、ACS、TPS、TCS 以及相应的设备控制系统、配电系统、真空系统组成。辅助系统主要包括冷却水、HVAC、辐射安全（PSS）、供配电等。IONTRIS 结构如图 2-1 所示。

从束流产生、加速及治疗原理上来说，质子重离子加速器系统又可以分为束流产生系统、粒子加速系统、束流传输系统、束流分配系统、剂量监测系统、治疗定位系统、治疗控制系统及辅助系统。

2. 系统基本工作原理

1) 主要性能参数

（1）束流能量：质子从 48～221 MeV，共 290 步；重离子从 86～430 MeV/u，共 291 步。

（2）束流强度：质子每秒 3.0×10^9 个以下；重离子每秒 1.3×10^8 个以下。

（3）粒子引出的时间：同步加速器全部束流引出时间最长 8 秒，如果没

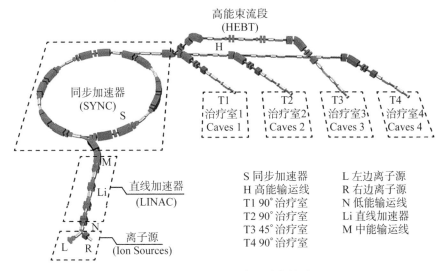

图 2-1 IONTRIS 系统结构简图

达到粒子数量的要求,引出就会停止,引出周期间隔 3 秒。

（4）等中心处最大扫描窗：根据离子束流的几何中心,等中心最大扫描窗为 200 mm×200 mm。

2）束流产生及束流加速系统

（1）粒子加速器：原子是中性的,要加速粒子,首先要将原子变成带电的粒子。离子源就是产生带电粒子的一种装置。产生重离子的基本原理是,先将二氧化碳气体送入一个游离室;在此室内,用磁场和微波加速气体中的自由电子;被加速的自由电子再和（碳）原子碰撞,碳原子最外层 4 个电子被打掉,变成带 4 个正电荷的重离子 C^{4+}。

所以,从另外一个层面上来讲,离子源的作用是产生需加速的带电粒子,并筛出掺杂在束流中不符合要求的粒子。将筛选出的粒子预加速到一定能量,剥离掉所需粒子的核外电子并注入主加速系统中进一步加速。IONTRIS 采用的离子源是电子回旋共振（ECR）离子源,共 2 套。每套 ECR 都可以独立产生质子 H_3^+ 或重离子 C^{4+},其束流引出强度为 8 keV。

IONTRIS 的直线加速器采用射频四极子加速器（RFQ）和 H 型电子漂移管直线加速器（IH-DTL）2 种装置,使束流能量从 8 keV 加速到 400 keV,再进一步加速到 7 MeV。

预加速的粒子通过电荷剥离靶(碳膜)剥离掉 C^{4+} 内层剩余的 2 个电子,成为高电荷态的重离子,使 C^{4+} 变成 C^{6+},然后通过注入系统注入同步环进一步加速。

同步加速器的主要作用是使注入的粒子(包括质子和重离子)在同步环内经过多圈加速后,使其引出能量最终达到治疗要求。

IONTRIS 可加速到粒子能量:质子为 $50 \sim 250 \, MeV$、重离子为 $85 \sim 430 \, MeV/u$,表 2-1 为重离子束流产生及加速系统的作用及能量统计。

表 2-1　重离子束流产生及加速系统的作用及能量统计

序号	装置名称	作用	能量
1	离子源	产生离子 C^{4+};筛选不符合要求的离子;预加速;剥离核外电子(C^{4+} 变 C^{6+})	约 8 keV
2	直线加速器	射频四极子方式加速	约 400 keV
3	直线加速器	H 型电子漂移管方式加速	约 7 MeV
4	电荷剥离靶	通过碳膜剥离成高电荷态的重离子(C^{4+} 变 C^{6+})	约 7 MeV
5	同步加速器	多圈加速,根据治疗的能量要求,选择性地引出射线	$85 \sim 430 \, MeV$

同步加速器包含离子注入与引出装置,包含射频腔(RF-cavity)主加速器、12 个 30°偏转磁铁、各种微调磁铁、二级偏转磁铁、四级聚焦和散焦磁铁、六级校正磁铁、凸轨装置、励磁装置等部件。

(2) 高能束流传输(HEBT)系统:束流传输系统的主要作用是把能量达到设定要求的粒子束流传输到治疗室,并且能够按照系统的指令控制束流。因 IONTRIS 第 3 治疗室为斜 45°束流,所以为满足束流传输需要,将高能束流传输系统区分为高能束流上段和高能束流下段。

(3) 束流分配系统和剂量监测系统:束流分配系统是对束流纵向进行射程调制并利用二级扫描磁铁对束流横向进行二维扫描,从而组合成三维扫描,把束流准确地配送到患者肿瘤部位的装置。

剂量监测系统包括束流位置监测系统和束流剂量监测系统。该系统在加速器区域装有 3 套束流诊断机柜和多个剂量监测机柜,并在治疗头内装有

2个多丝正比游离室(MWPC),用于测量束流水平和垂直位置;1个平行板电离监测器(PPIM),用于探测束流输出窗口的总剂量;2个平行板游离室(PPIC),用于测量束流流强,其中2个PPIC做双测量,当任何一个读数达到所需辐射剂量值后都会快速切断束流,余下一个作为冗余。这些装置良好地保证了治疗时剂量的灵敏性、精确性、可靠性和稳定性。

(4) 治疗定位系统:治疗定位系统保证患者在每次治疗时,肿瘤部位都能够在一个相对固定的位置,从而提高治疗精确性。该系统包括 CT 定位系统、激光摆位系统、X 线数字影像摆位系统及机器人摆位系统。

(5) 治疗控制系统:治疗控制系统是通过计算机软件进行集中控制的装置,可靠性和稳定性高,它既确保了治疗时患者和工作人员的安全,又保证了在治疗时能将特定要求的束流准确地入射到患者肿瘤区域。

(6) 其他辅助系统:主要包括冷却水系统、配电系统、HVAC 系统、辐射安全防护系统(PSS)等。

2.1.2 主要设备及功能

1. 系统基本构成及功能简述

PT 设备全长 190 余米,同步加速储能环(同步环)的直径为 21 m。

(1) 低能束流传输系统(LEBT):用于传输 400 keV/u 以下能量的粒子。

(2) 直线加速器(LINAC):把离子源引出的带电粒子由 8 keV/u 加速到 7 MeV/u。

(3) 中能束流传输(MEBT)系统:用于传输 7 MeV/u 能量的带电粒子。

(4) 同步加速器(SYNC):把 7 MeV/u 能量的粒子加速到治疗所需的能量。

(5) 高能束流传输(HEBT)系统:用于传输高能量的带电粒子。

(6) 气体监测系统(MGS):用于防止高能粒子在束流应用及监测系统(BAMS)空间内电离和打火。

(7) 束流应用及监测系统(BAMS):分布于 4 个治疗室,有 3 个 90°束流出口(第 1、2、4 治疗室)和一个 45°束流出口(第 3 治疗室)。

(8) 安全治疗控制系统(STCS):用于控制治疗过程中的安全性。

（9）治疗室控制装置：分布于 4 个治疗室。

（10）成像系统：分布于 4 个治疗室。

（11）激光定位系统：共 29 套，分布于 4 个治疗室。

（12）计划系统（TPS）：用于患者治疗计划的设定，设置于 TPS 机房。

（13）加速器控制系统（ACS）：位于加速器控制系统机房。图 2-2 所示为 PT 区地下一层平面图。

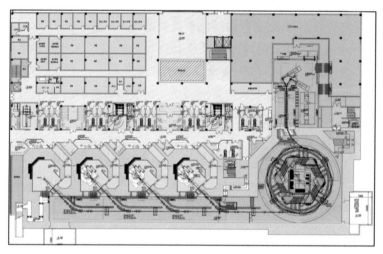

图 2-2　PT 区地下一层平面图

2. 低能束流传输（LEBT）系统

LEBT 由离子源、磁铁装置、斩波器、束流诊断装置、真空设备等组成。

电子回旋共振离子源（ECR IS）的工作原理：当电子在磁场中的回旋频率等于输入微波频率时，产生共振现象，电子从微波中获得能量而成为高能电子。高能电子电离原子而产生 ECR 等离子体，等离子体又受到轴向磁镜场和径向多极场的约束，被约束的 ECR 等离子体又受到高能电子的逐级电离而产生高电荷态粒子。

ECR IS（图 2-3）采用两节装置，两节装置采用差别抽气，提供 350 W、14.4 GHz 的微波功率源。对于同步加速器，ECR IS 工作在脉冲模式，脉冲电流的峰值高于稳定态电流的 5～10 倍就能满足治疗要求。对于 C^{4+} 离子，粒子电流为 200 μA，H_3^+ 质子电流为 700 μA。

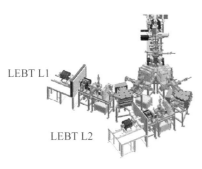

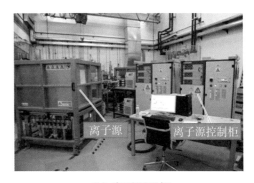

（a）离子源结构　　　　　　　　　　（b）离子源现场

图 2-3　离子源

为了防止粒子的污染,离子源引出的是较低电荷态的离子束流。

3. 直线加速器(LINAC)系统

LINAC 系统由射频四极子加速器(RFQ)、H 型电子漂移管直线加速器 (IH-DTL)、散束器放大器、磁性导向磁铁单元、直线加速器四极磁铁单元 组成(图 2-4)。RFQ 利用径向射频四极场分量约束粒子束并用轴向电场分 量加速粒子束,射频功率为 250 kW,频率为 217 MHz。RFQ 不能用来加速 高能粒子,因此,粒子被加速到 400 keV/u 后进入 IH-DTL 进一步加速。 IH-DTL 有 4 个加速节,在一个加速节里,聚束中心的有效相位沿加速节从 正到负变化,粒子受到加速并进入带有 3 组四极透镜聚焦的飘移空间以及几 个纵向聚焦的漂移管,然后粒子再进入下一个加速间隙,重复上面的过程。 从 IH-DTL 引出来的粒子束能量为 7 MeV/u。

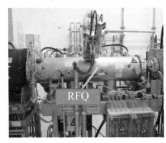

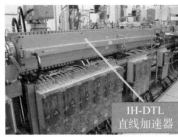

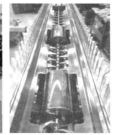

（a）RFQ　　　　　　　　（b）IH-DTL　　　　　（c）IH-DTL 内部结构

图 2-4　直线加速器(LINAC)

（1）射频四极子加速器（RFQ）：RFQ 是一种利用径向的射频四极场分量约束粒子束并用轴向电场分量加速粒子束的加速装置。射频四极电透镜的场是时间交变场，粒子沿加速腔体轴向运动，时间交变场的径向作用表现为空间交变场的形式。只要参数合适，这种径向作用将使粒子束流聚焦。为了使这种结构既能聚焦又能加速，只要将电极的形状沿轴向做成波浪形，使相对两电极间的间隙沿轴向周期地调变，而且 2 组相对电极间的最大、最小间隙交替排列，就可以产生轴向电场分量。一直这样进行下去，粒子将连续地受到加速和聚焦。

（2）H 型电子漂移管直线加速器（IH - DTL）：在一个加速节中，聚焦中心的有效相位沿加速极从正到负变化，粒子受加速并进入带有 3 组合四极透镜聚焦的漂移空间，以及几个纵向聚焦的漂移管。然后，粒子进入下一个加速间隙，重复上面的过程。漂移管安置在 H 型的加速腔内，在轴向有一个加速分量，与 RFQ 构成主加速器的预加速系统。

4. 中能束流传输（MEBT）系统

中能束流传输系统包括电荷剥离器（碳膜）、二极偏转磁铁、束流脉冲斩波器、散束器、束流诊断装置和聚焦磁铁，如图 2 - 5 所示。

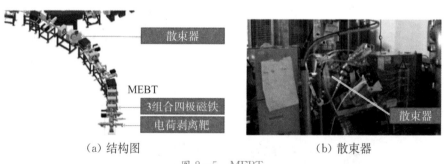

（a）结构图　　　　　　　　（b）散束器

图 2 - 5　MEBT

（1）散束器：其作用是消除直线加速器给束流带来的能散，使束流的发射度与主加速器匹配。散束器由以下主要部件组成：射频放大器机柜（包括数字低电平射频控制 11 部件）、直线加速器—散束器腔。

（2）电荷剥离靶：电荷剥离靶由 10 片碳膜组成，这些碳膜放置在可以拆卸的旋转支架上，碳膜规格约为 $50\ \mu g/cm^2$。极小的机械振动就会引起破损,每个碳膜可以累计轰击432小时(实际单次注入时长约为1毫秒)。当能量强度为3~7 MeV/u的离子束穿过这些碳膜时,粒子电荷的全剥离效率大于80%,多重散射引起的粒子束发射度增加小于5%,动量展宽增加10%。电荷剥离靶最终使重离子内层的2个电子全部剥离成带6个正电粒子的C^{6+}粒子。

5. 同步加速器(SYNC)

同步加速器采用注入—加速—引出周期性的运行模式,束流只在机器周期的引出相引出,而注入相和加速相并没有束流引出。同步加速器采用慢引出运行模式,束流脉冲可持续几秒钟。另外,同步加速器的加速过程可以在一个希望的水平下终止,因此可以引出不同能量的粒子束。从原理上来讲,每一个脉冲都可以单独调节,称为脉冲对脉冲式的主动能量改变。图2-6所示为同步环系统。

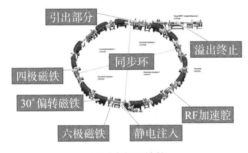
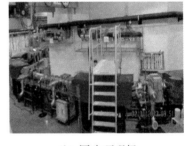

(a)同步环结构　　　　　　　　(b)同步环现场

图2-6　同步环系统

同步加速器组成:注入凸轨磁铁控制系统、注入凸轨磁铁整流器系统、磁性引出偏转板、同步加速器二极磁铁、同步加速器四极磁铁、射频铁氧体加载腔偏置装置、静电偏转板、射频腔、低电平射频系统、射频功率放大器、激励器控制装置、肖特基预放大器、束流诊断和真空设备等。

6. 高能束流传输(HEBT)系统

HEBT系统包括偏转磁铁、溢出终止装置、扫描磁铁、扫描磁铁控制装置、束流诊断装置、真空设备,如图2-7所示。

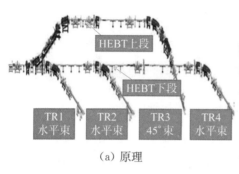

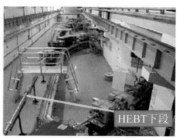

(a) 原理　　　　　　　　　　　　(b) HEBT 下段

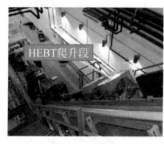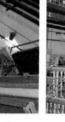

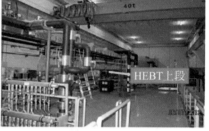

(c) HEBT 爬升段　　　　　　　　(d) HEBT 上段

图 2-7　HEBT 系统

　　加速器磁铁如图 2-8 所示。①快速关断磁铁：用于紧急按钮被按下时束流快速关断和治疗终止，使同步储能环里剩余粒子甩出同步储能环。②导向磁铁：是束流进入治疗室的导向开关，同时具有束流偏转的作用。③扫描磁铁：IONTRIS 应用的是主动型栅扫描系统，2 组相互垂直的扫描磁铁引导束流从最深的断层开始照射，束流以连续运动的方式扫描每一断层。为保证照射剂量准确，束流在每一断层沿扫描线扫描时，由快响应的束流监测系统测量束流强度及束流位置，并以束流流强的反馈来控制栅扫描速度。

　　聚焦磁铁防止在前进过程中的束流因受射频电场作用以及束流内部电子之间的空间电荷作用力而散开，或因外部杂散磁场作用而偏离轨道，使其最终能顺利地打靶或引出。聚焦磁铁包括螺线管磁铁、四极磁铁、八极磁铁及微调磁铁等，如图 2-9 所示。

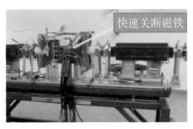

（a）快速关断磁铁

（b）导向磁铁

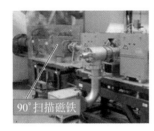

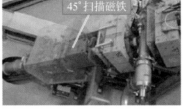

（c）90°扫描磁铁

（d）45°扫描磁铁

图2-8 加速器磁铁

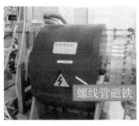

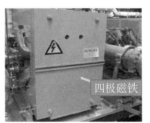

（a）螺线管磁铁

（b）四极磁铁

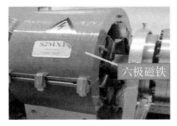

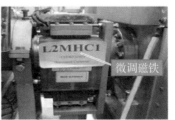

（c）六极磁铁

（d）微调磁铁

图2-9 聚焦磁铁

7. 真空系统

真空系统的作用如下。

(1) 避免加速管内放电击穿。

(2) 防止电子枪阴极污染、灯丝氧化。

(3) 减少电子与残余气体的碰撞损失。

真空的获得主要靠真空泵,IONTRIS 的真空系统真空泵主要由涡轮分子泵和溅射离子泵组成,真空控制系统主要由真空控制器和真空计组成,如图 2 - 10 所示。

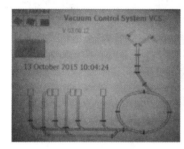
(a) 真空控制系统

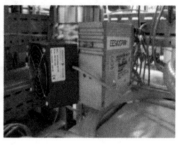
(b) 涡轮分子泵

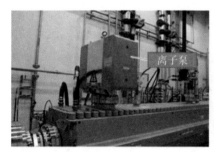
(c) 离子真空泵

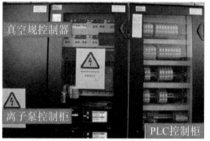
(d) 真空控制单元

图 2 - 10 真空系统

8. 射频系统

射频系统给加速管建立加速电场,主要由射频源及射频传输系统组成。IONTRIS 的射频源主要有微波功率源和大功率四极管 2 种,射频传输系统主要由无源的元器件组成,功能是将射频源输出的功率馈送到加速管内,用以激励加速粒子所需的电场。在传输过程中还必须消除或隔离加速管作为负载对射频源的影响,以保证系统的稳定运行,同时提供系统运行的频率及功率的监控信号。

IONTRIS共有5套射频(RF)系统。

(1) 离子源射频系统(图2-11):提供350 W、14.4 GHz的微波功率源。

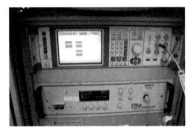 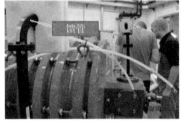

(a) 微波功率源　　　　　(b) 离子源微波功率传输系统(馈管)

图2-11　离子源RF

(2) RFQ加速器射频系统(图2-12):射频功率为250 kW,频率为217 MHz。

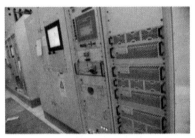 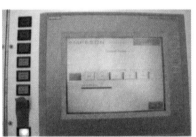

(a) RF系统控制柜　　　　　(b) LLRF低电平控制界面

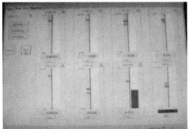 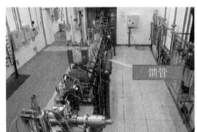

(c) RF监测系统界面　　　　　(d) RF馈送管

图2-12　直线加速器RF

（3）IH-DTL加速器射频系统：射频功率为1400 kW，频率为217 MHz。

（4）散束器射频系统：射频功率为4.5 kW，频率为217 MHz。

（5）同步环射频系统（磁控管）（图2-13）：位于低中能电源机房，射频功率为3 kW，频率为1~7 MHz，与同步环磁场同步变化。

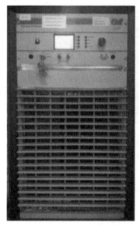 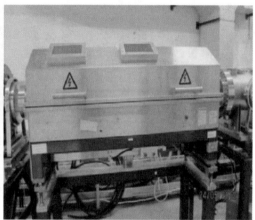

（a）同步环RF大功率磁控管柜　　　　（b）同步环RF加速腔

图2-13　同步环射频系统

9. 束流诊断系统

束流诊断系统主要监测束流的粒子数量、粒子的能量、粒子的位置、束流的分布和截面形状。

相对应的监测装置：法拉第杯、相位探针、多丝正比室、束流照相机等，如图2-14所示。

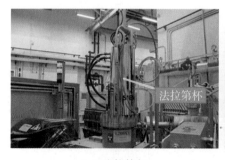 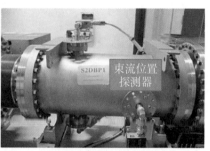

（a）法拉第杯　　　　　　　　　　（b）束流位置探测器

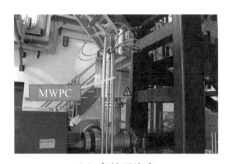

（c）多丝正比室

图 2-14 束流诊断系统

10. 加速器控制系统

加速器控制系统是 PT 系统的中央控制单元，可以远程控制加速器的开关、束流的应用、粒子数量、粒子的能量、截面形状、真空系统、磁铁等。

11. 治疗应用系统

从加速器扫描磁铁开始，为治疗应用系统。物理计划系统的源皮距是从扫描磁铁开始计算的，所以束流从扫描磁铁处改变束流的扫描位置，经过束流应用及监测系统（BAMS）引出进入靶体。

1）BAMS

（1）平行板电离室（PPIC）：用于探测束流的流强（2 块）。

（2）多丝正比室（MWPC）：用于探测束流在输出窗口的扫描位置（2 块）。

（3）平行板电离监测器（PPIM）：用于探测束流的流强与时间的乘积，即输出总剂量（1 块）。

2）气体监测系统

包括 MGS 主控制单元及分区控制单元，如图 2-15 所示。

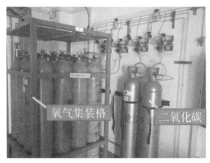
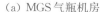
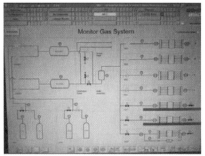

（a）MGS 气瓶机房　　　　　　　（b）主控制单元

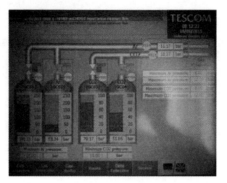

(c) 分区控制单元

图 2-15 气体监测系统

MGS 气体为 99.999% 的氩气和 99.995% 的二氧化碳混合气体,氩气与二氧化碳的占比为:氩气 80%,二氧化碳 20%。

作用:为束流应用监测系统的 2 块 PPIC、2 块 MWPC、1 块 PPIM 供气,防止高能束流在平行板电离室表面引起空气电离而产生打火,损坏电离室。

12. 灾难系统

(1) 系统架构:建立灾难系统的目的是保护危险区域的人员和部件。灾难系统的范围:水管泄漏(见 2.3 节)、断电(见 2.2 节)、冷却水系统故障(见 2.6 节)、火灾(见 2.6 节)、地震。图 2-16 所示为灾难系统架构。

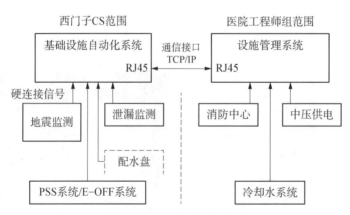

图 2-16 灾难系统架构图

（2）水管泄漏监测：为了能够监测到一些特殊位置的泄漏，TIAS数据平台设置了泄漏监控界面，主要监视泄漏传感器的运行状态。表2-2为泄漏传感器分布表。

表2-2 泄漏传感器分布表

区域	房间位置	传感器数量/个
PT区负一层	直线加速器电源房	1
	直线加速器舱段	2
	安装竖井	1
	计划CT1	1
	计划CT2	1
PT区一层	低压配电室	1
	设备夹层1	4
PT区二层	服务器机房1	1
	服务器机房2	1
	ACS服务器机房	1

在此传感器实际安装时，2个触点朝下，放置于房间地面（图2-17）。如果是架空地板房间，放置于架空地板下的地面上。当出现水泄漏时，泄漏积水会引起触点导通，从而触发泄漏监控系统报警，该报警可以协助查询泄漏的大概位置，引起工作人员的重视。

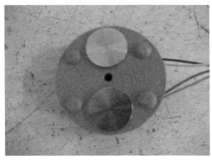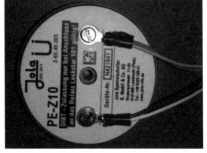

图2-17 泄漏传感器实际安装

（3）地震监测：按照《建筑抗震设计规范》规定，永久性安装在建筑物内并且净重大于或等于 180 kg 的部件必须能抵抗加速度为 0.1 g 的 Ⅶ 级地震。为了探测、记录可能发生的地震，在同步加速器的安装竖井中安装（宽波段）了地震计。电输出信号将加以数字化处理并且临时存储在地震计中，以便在发生传送故障时保留信号。

PT 系统在治疗期间为患者提供稳定束流，这就要求束流光学元件的位置稳定性低于 0.1 mm。由于设备不会执行主动束流修正，对于束流光学元件的要求应转换为地面振动幅度限值：在频率为 5～35 Hz 时小于0.01 mm。

如果发生轻度地震，地震报警将直接发送到 PSS，用于触发束流的立即关闭。图 2-18 所示为地震传感器。

如果发生强烈地震，所有低压辅助配电设备均将通过 E-OFF 系统切断电源。这样，整个 PT 区域加速器电源将被切断，UPS 配电设备将不会断电。如果需要断电，可由操作人员通过关闭 UPS 设备执行电源切断。

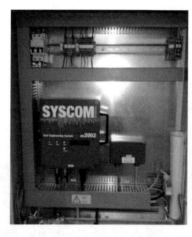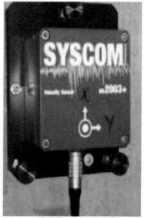

图 2-18　地震传感器

13. 治疗室

重离子医院的 PT 系统一共有 4 个治疗室，均装配有固定的射束出口。从左到右依次为：第 1 治疗室（90°射束口）、第 2 治疗室（90°射束口）、第 3 治疗室(45°射束口)、第 4 治疗室(90°射束口)。

每个治疗室都在各自的治疗区域内设置了一个小的控制台,用于操纵治疗床。治疗室外的工作区,可以控制机器人组件、成像系统及治疗过程。

(1) 治疗室环境条件:治疗室房间环境要求如表 2-3 所示。

表 2-3　治疗室房间环境要求

名称	具体参数
温度	22~25℃(运行中 4 个治疗室与质量控制机房温度差控制在±1℃之内)
相对湿度	40%~75%
气压	903~1 060 hPa

(2) 治疗室主要性能数据:治疗室主要性能参数如表 2-4 所示。

表 2-4　治疗室主要性能参数

性能指标	性能参数
调换治疗床床面时间	大约 1 min
通过等中心移动、横滚和俯仰的相对定位精度	±0.2°
在不同治疗室之间照射的切换时间	<1.5 min
从 2 个提取周期之间可以切换离子类型或能量的切换时间 (治疗计划中的每个临床照射也只能包含一种离子类型)	<30 s
重新开始照射时间	<1 min

治疗室配置安全治疗控制系统、数据显示装置、手持控制装置、摆位验证系统、患者治疗床、输送装置、激光系统、等中心多丝正比室、治疗室组件、设备验证与维修、治疗计划系统、气体监测系统、运动控制系统、治疗头、高能射束传输和加速器辅助系统、束流应用及监控系统、IT 硬件、电子计算机断层扫描(CT)等设备及系统。

治疗室等中心束流参数如表 2-5 所示。

表 2-5　治疗室等中心束流参数

名　　称	参　　数
布拉格峰在水中的深度	$2\sim31$ cm
水中离子束流的精度范围	$\pm0.3\%$
等中心处的最大射束偏置量	质子：等中心周围 0.5 mm(半径)
	重离子：等中心周围 0.5 mm(半径)
吸收剂量的范围	$0.1\sim70$ Gy
剂量照射均匀度	在被放射靶区中央的 80% 之内为 $\pm5\%$
剂量监测系统的对称性	吸收剂量$\leqslant0.3$ Gy 时，对称性 2.0% 以下
	吸收剂量>0.3 Gy 时，对称性 1.5% 以下
剂量监测系统的稳定性	$<2.0\%$
故障情况下超过最大吸收剂量的幅度	10%

（3）患者治疗过程：患者治疗前要先做放射治疗计划并进行严格验证。治疗计划包括利用体模对病人进行固定、通过影像设备对病灶影像的采集、计划的设计、计划的确认执行及验证等环节。

在治疗时，通过患者输运装置，把患者输运到指定位置，通过地面锁定装置进行安全固定。把患者转到标准位置后，通过摆位验证系统，对患者位置进行校正，使其位置与定位的坐标一致。定位完成后，再把患者转到治疗位置，工作人员撤出现场。然后，搜索房间，使房间进入治疗准备状态。

在做好全部的准备工作后，加速器进入出束状态。加速器将粒子束流加速到患者靶区所需要的能量，对靶区逐层逐点扫描治疗。

2.1.3　加速器故障案例分析

1. 加速器磁铁电源维修案例

（1）加速器磁铁电源的运行原理：加速器是使带电粒子在一定轨道内运转并加速的装置，主要由加速系统和磁铁系统组成。加速器磁铁通过电磁场来改变或约束粒子束的各种参数和性能，从而使粒子束能够沿着预定的形状在预定的轨道内运动。加速器磁铁电源通过调节电流，快速改变磁铁内部电磁场,从而控制粒子束的运动轨迹和形状。

重离子医院使用的加速器磁铁电源多数为 859 类型的电源。该电源具有功率大、精度高、响应快等特点,主要给偏转二极磁铁供电,输出电压为 $-380\sim380\,\mathrm{V}$,输出电流为 $-30\sim3\,600\,\mathrm{A}$,稳定度在 $\pm10\times10^{-6}$ 之间。二极磁铁的主要作用是使束流偏转,确保束流在理想的闭环轨道(简称闭轨)上运动或偏转到合适的位置。在同步环中,二极磁铁电源输出电流 I_0 与二极磁铁场强 B_0 相对应,加速器同步环中电子束流的闭轨曲率半径 ρ_s 与 B_0 有以下关系: $\rho_s=\dfrac{E_0}{e\cdot c\cdot B_0}$ (其中,E_0 为粒子能量,e 为电子电荷量,c 为光速)。从公式可以看出,如果二极磁铁电源输出的电流 I_0 漂移或电流波动过大,那么将直接导致 ρ_s 发生改变。这种变化将引起束流与高频加速电压间的相位产生变化,导致束流每转一圈所获得的能量发生变化,从而引起加速器能量的不稳定,所以要求输出电流具有极高的稳定性。

磁铁电源柜的发展经历了 5 个阶段:以普通晶闸管为代表的顺变器阶段;以可关断晶闸管(GTO)、双极型功率晶体管(GTR)为代表的逆变器阶段;以场效应管为代表的高频化阶段(VMOSFTE);以绝缘栅门极双极晶体管(IGBT)等双机理器件为核心的高频功率器实用化阶段;以集成门极换流晶闸管(IGCT)和新型大功率 IGBT 模块为代表的电子电源阶段。

IGBT 是磁铁电源柜的重要组成部件,有开关速度快、开关损耗小、安全工作区宽泛、耐脉冲电流冲击、输入阻抗高、耐压高等特点。因此广泛应用于 859 类型的磁铁电源柜中。IGBT 模块组件如图 2 - 19 所示。

(2)加速器磁铁的常见问题及处理方法:由于 IGBT 在这些电源柜中的开关频率会达到几 kHz 或更高,IGBT 的开关频繁,外部检测装置复杂,耐过流与耐过压能力较差,造成该电源柜频繁维修。

磁铁电源柜在使用过程中,反复出现系统报错、IGBT 模块损坏、无输出电压等故障,且在维修过程中,电源柜预留空间过小,部分电线接头放在狭小缝隙处,使设备的维修时间加长。

磁铁电源柜由检测电路、保护电路、驱动电路、远程控制电路和以电力电子器件为核心的主电路组成。磁铁电源系统由加速器中央控制计算机(ACU)进行控制并与其他系统协调运行。

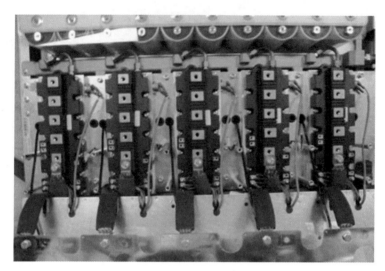

图 2 - 19   IGBT 模块组件

加速器磁铁电源在工作一段时间后,会出现系统连锁报警或控制界面报错,常出现"正极直流过载(PSH DC overload)、负极直流过载(NSH DC overload)等故障信息,一般可通过手动复位消除故障信息。当多次出现类似的故障信息时,须对设备进行检修。"

IGBT 是 859 电源柜中最重要的组成部分,也是最容易被其他部件影响的部件。由于 IGBT 本身开关次数也是有限制的,因此需要定期对模块进行更换。

在维修过程中,会发现原有硅脂干裂的现象(图 2 - 20),影响硅脂的导热性能,从而影响 IGBT 的稳定性。因此在安装或更换 IGBT 模块时,应重视 IGBT 模块与散热部件接触面的状态,均匀涂抹导热硅脂,拧紧螺丝。在散热片底部安装有散热用的工艺冷却水模块,该模块对冷却水的温度、流量都有严格的要求,通过冷却,使设备处于恒温的状态,因此,在设备停机时,应待发热设备充分冷却后方可关闭冷却水系统。定期检查水路管道,防止接口处出现渗水现场。同时,定期检查位于散热模块上靠近 IGBT 模块的温度传感器,防止由于该传感器故障而出现误报警。

在电源柜内部电容正负极之间有一层绝缘纸,它确保两极电压充放电时不会短路。绝缘纸与周围的温度、湿度和杂质有关,在使用一段时间后,

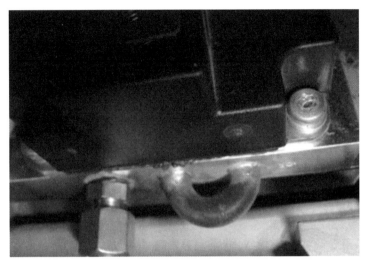

图 2-20 硅脂干裂

会性能劣化。因此在更换 IGBT 模块的同时应一并更换绝缘纸。

为了节省电源柜的空间,电源柜内部的每个部件都安排得十分紧凑,预留维修空间狭小,导致维修时部分部件难以拆卸。所以,在维护过程中,应把不便拆卸的电缆线更换成加长的电缆线,并定制一台可升降的维修车,便于沉重损坏件的更换。及时保养电源柜,并定期利用红外测温装置,检测发热点,确保发热设备的温度始终处于合理范围内。

2. 射频系统维修案例

(1) 射频系统运行原理:离子源与同步加速器之间有一套预加速系统。其主要目的是选择符合荷质比的粒子,提高进入主加速器粒子的注入效率和纯度,积累流强。预加速系统由一台射频四极子加速器(RFQ)和一台 H 型电子漂移管直线加速器组成。其中 RFQ 因具有紧凑的尺寸和良好的选择能力,近年已被广泛用作注入设备。射频系统是预加速系统的重要组成部分,由射频放大模块、射频馈送管、腔体等设备组成。被射频放大的微波通过馈送管进入直线加速器腔体内,用于激励加速粒子所需的电场,使重离子沿着直线轨道进行加速,当达到能量要求时,注入同步加速器进行加速。

末级功率放大器是射频放大系统的重要组成部分,具有输出射频稳定、输出功率大、运行电压高等特点。该系统包含 2 套不同型号金属陶瓷四极管

（型号为 TH781 和 TH526）。由于该部件价格昂贵，因此需正确使用和科学维护，保证辅助设施的稳定性，才能确保设备的高效运行。

（2）射频系统常见问题及处理方法：在使用过程中，射频放大系统多次出现故障，包括四极管灯丝变压器损坏、馈管接口处开裂、冷却水接口脱落等。

金属陶瓷四极管是用陶瓷作为绝缘材料，用金属封装的元件。由阴极（FIL）、栅极 1（G1）、栅极 2（G2）、阳极（A）组成。阴极可选氧化钡阴极或碳化敷钍钨阴极，都是通过加热内部灯丝到达一定温度后，增加灯丝发射电子的能力。温度越高，阴极蒸发原子数越多，使用寿命越短。但如果阴极温度过低，又容易引起阴极中毒，使输出功率降低。当处于平时待机状态时，可以把灯丝电压降低到一定范围之内，既可满足电流的要求又能确保灯丝不中毒，从而提高灯丝的使用时间。

TH526 采用碳化敷钍钨阴极，其灯丝电压为 10 V，电流为 350A，阳极电压为 18 kV。从灯丝电流参数可以看出，灯丝变压器是低电压、大电流的设备。通过改变灯丝变压器输出电流的多少来增减灯丝的温度。使其到达一定温度后"激活"灯丝，保持表面原子层的稳定。维持灯丝发射能力的时间就是四极管的使用寿命，因此要求灯丝电流变压器稳定可靠。有文献指出，灯丝参数超过额定值的 5％时，将降低灯丝 37.5％的使用寿命，因为如果灯丝温度不稳定，会加速发射电子，缩短灯丝寿命，使射频输出功率降低。所以，在更换四极管或维护保养时，要及时调整阻抗，定期检查灯丝变压器碳刷，预防变压器损坏。

在新灯丝首次使用时，要逐渐加压，先开灯丝电压的 1/4，再开灯丝电压的 1/2，预留 30 min 的预热时间，使灯丝能够充分预热。由于灯丝冷态和热态的阻值差别很大，须防止冲击电流对灯丝的损坏，并确保电压稳定在 ±2％范围之内，提高灯丝使用寿命。在关闭灯丝时须待灯丝完全冷却后才能关闭工艺冷却水系统。

射频馈管是把射频馈送到腔体的必经之路，也是射频的重要辅助设备。由于空间或辐射防护等原因，射频末端放大系统往往离腔体较远，路径曲折，需要通过很长的馈管进行传输，并需要在现场对整根管道进行切割组装，接口处用型号为 157 的银钎焊料进行焊接（图 2 - 21）。但现场环境或工艺往往无法满足高清洁要求,在馈管焊接过程中必然会掺杂一些杂质。经过长期的高频振荡,会在接口处开裂,造成射频反馈功率参数异常。当射频无法馈入腔体时,经过检查一般会发现部分馈管接头表面出现微小开裂或直接断裂的现象。一旦接口开裂后,须及时送回原厂进行焊接。如果备件不足或焊接周期太长,利用铜基合金焊料焊接技术(图 2-22)代替银钎焊料焊接技术,在现场相对清洁的环境下焊接馈管,也可以很好地解决此问题。

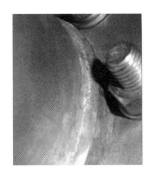 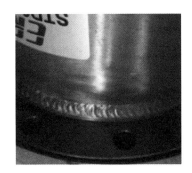

图 2-21　银钎接口　　　　图 2-22　铜基合金焊接口

　　安装四极管前要严格检查外包装情况,确保拆封的集装箱位置未出现过严重的倾斜或碰撞,确保在运输的过程中温湿度符合要求,对随箱附带的记录仪进行解读并确认,确认包装及保护罩完好。拆箱后检查四极管外表面清洁度,确保表面无灰尘,查看陶瓷是否破裂,电极是否变形。根据点对表一一检查无误后方可使用。

　　使用前严格按照厂家要求对四极管各极间的绝缘度进行带电测试(图 2-23)。首先测量灯丝阻值和各电极间是否开路,其次逐步测量栅极 1 与阴极,栅极 1 与栅极 2,栅极 2 与阳极间的阻值。消除各电极上的微小毛刺,吸收腔体内残余气体,提高真空度。

　　安装时使用专用工具。安装前戴上手套,防止汗水和污渍污染金属或陶瓷表面。安装时

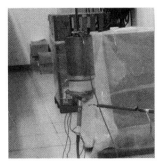

图 2-23　带电测试

要保持平稳,不能左右摇晃,确保四极管垂直放置。确保各极与管座接触良好。因为 2 个部件的接触是靠弹簧连接的,在使用过程中,会产生很大的电流,如果接触不良将导致弹簧圈上出现阻值不均的情况,容易在接触弹簧处产生火点和融化点。在每次拆卸后都要对弹簧进行检查或更换,发现偏移部分要及时修正,并确保触点有良好的空隙,确保风冷能够把热量及时带走。发现断片要及时取出,避免短路情况的发生。

安装完成后严格按照开关机程序执行后续流程。开机前开启工艺冷却水系统,待系统稳定后再开启射频放大系统。逐级启动风冷,启动正常后,开启 1/4 灯丝电压,并充分预热,待预热完成后,再逐级开启各极电压。关机时,务必使工艺冷却水持续工作 15 min 以上,把余热带走,确保四极管完全冷却。

射频放大系统主要使用工艺冷却水和普通风冷 2 种冷却模式。

工艺冷却水可以确保加速腔恒温,将其直接引入四极管内,用于确保四极管灯丝发出的热量被及时带走。通常四极管内部采用超蒸发冷却,即在阳极散热处做窄,使冷却水每次喷射后,在缝隙处形成负压,冷却水会迅速充满缝隙。因为需要很大的补水压力才能保证正常的补水,一般外加水压不低于 5.5 bar,因此该方法比普通水冷效率提高一倍以上。系统要求温度波动不能超过 $\pm 0.5\,℃$,压力波动不能超过 10%。如果水温不稳或压力不够都容易导致管内补水不足,出现干锅,造成管内温度迅速升高,严重时将直接烧坏四极管,或者在运行过程中将杂质气化,增加灯丝损耗,缩短四极管使用寿命。因此,要时刻保持工艺冷却水内没有金属杂质,电导率不高于 $2\,\mu s/cm$。工艺冷却水要安装防灾难安全系统、温度保护系统、过压保护系统、流量保护系统、水质检测系统等各种安全连锁系统,保证四极管正常使用。

在工艺冷却水系统与四极管之间,通常采用快速接头连接,方便设备的拆卸和安装,同时还可以防止拆卸时水管内剩余冷却水外流到底座内。但在使用一段时间后,软管与铜管之间的抱箍会松动,缘软管外皮逐渐出现开裂。所以,应定期检查抱箍牢固程度,做打压测试或更换绝缘软管时,可以选用摩擦系数较大的材料,包裹在绝缘软管外围可防止此类事故的发生。改造后的绝缘软管如图 2-24 所示。

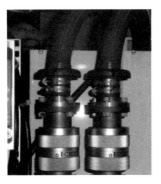

图 2-24　改造后的绝缘软管

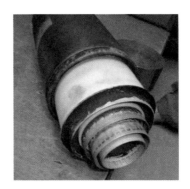

图 2-25　氧化后的四极管表面

由于四极管阴极阻值在冷态下大约是在热态下的 1/10,突然断水或断电对阴极影响较大。因此即使在防灾系统启动后,工艺冷却水水泵仍须运转,利用剩余的水流最大限度地带走灯丝的热量。应确保射频间环境温度保持在 22～26℃、湿度在 30％～70％,防止进风温度过高影响风冷效果或结露,引起连锁。

风冷使用房间内空气,经过风机加压后吹到管体和底座,对其进行冷却,带走热量。定期清洁管体是射频末端放大系统经常做的保养工作,因为灰尘极易被带有高压的四极管外壳吸附,或在导体的接触处出现氧化的现象(图 2-25),引起反复打火,增加各电极间的电位差。因此应定期更换进风口的过滤网,确保风机进风正常。在维修保养时,要用专用纱布蘸酒精清洗有灰尘处;用专业砂纸对氧化层进行打磨并清洗;对吸附在底座弹簧上的灰尘可以使用压缩空气吹除并仔细检查弹簧是否正常。

采取以上各种改进措施后,灯丝使用寿命将延长,馈管出现开裂现象已明显减少,冷却水接口处也再未出现脱落现象。

2.2　供配电系统技术解析

2.2.1　电力系统简介

1. 重离子医院供配电系统概述

重离子医院设置有 1 个 35 kV 主变电站和 2 个 10 kV 分变电站。其中,

35 kV 主变电站为 1♯变配电站,2 个 10 kV 分变变电站为 2♯变电站和 3♯变电站。

　　35 kV 主变电站有 2 路独立 35 kV 进线,2 台 35 kV 变压器,每台变压器的容量为 12 500 kVA,设计总装机容量为 25 000 kVA。1♯35 kV 责任分界点如图 2-26 所示,2♯35 kV 责任分界点如图 2-27 所示。

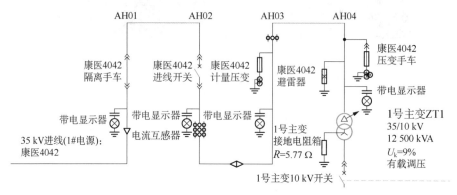

图 2-26　1♯35 kV 进线责任分界点

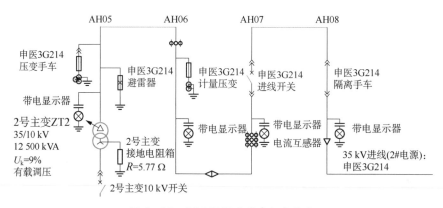

图 2-27　2♯35 kV 进线责任分界点

　　2♯变电站内设 4 台 10 kV 变压器,2 台 10/0.4 kV~1 000 kVA 变压器为常规放疗区供电,主要负载与 2 台光子加速器、1 台 CT 模拟机、1 台常规模拟机、1 台回旋加速器、1 台 SPECT/CT、1 台 PET/CT、2 台 MR、1 台肠胃造影设备、1 台 DR、2 台 CT。2 台 10/0.4 kV~1 600 kVA 变压器为病房楼、行政楼、门诊楼供电。

3#变电站内设9台10 kV变压器,单独为质子重离子区供电。4台10/0.42 kV～2000 kVA变压器主要为质子重离子设备供电,1台10/0.42 kV～2000 kVA变压器为质子重离子设备备用变压器(热备用状态),2台10/0.4 kV～1600 kVA变压器和2台10/0.4 kV～2000 kVA变压器为PT区工艺冷却水、空调、照明等设备供电。

院内设有应急柴油发电机1台和UPS电源8台。柴油发电机组的容量为1000 kVA,当外网供电中断后,柴油发电机组可在15 s内为重要设备正常供电,并可持续供电3 h。发电机的主要负载为工艺冷却水泵、加速器系统的真空泵、PT区3台UPS、消防水泵、病房楼应急照明。

PT区3台UPS的总容量为900 kVA,按照2用1备的方式配置。当外网供电系统中断后,UPS可继续为特别重要设备持续供电3 h,特别重要设备为加速器系统的控制设备和机器人。另外5台UPS主要负载分别为PT区信息机房服务器、地下室信息机房服务器、消控中心服务器、药剂科发药机和检验科检验设备(2019年10月已拆除)。

供配电主要负载及参数要求如下。

(1) 主要电力负荷为PT加速器系统、工艺冷却水系统、HVAC空调系统、常规放疗设备。

(2) PT加速器系统:设备运行电压为AC400 V±10%,50 Hz,TN-S供电形式;额定总功率为4500 kW,运行时最大功率为3500 kW,最小功率为350 kW,每分钟负荷最大变化20次,需要3台2500 kVA变压器;停电切换时间小于150 ms,需要配置300 kVA 3 h不间断电源和100 kVA 1 h应急电源;应急电源在停电15 s内恢复供电。

(3) 工艺冷却水系统:设备运行电压为AC400 V±10%,50 Hz,TN-S供电形式;额定总功率为1850 kW,需要配置220 kVA 1 h应急电源;应急电源在停电15 s内恢复供电。

(4) HVAC空调系统:设备运行电压为AC400 V±10%,50 Hz,TN-S供电形式;额定总功率为3500 kW,需要配置240 kVA 1 h应急电源;应急电源在停电15 s内恢复供电。

(5) 常规放疗设备:设备运行电压AC400 V±10%,50 Hz,额定总功率为2000 kW。

2. 供配电设施及功能

1）防雷

重离子医院建筑物防雷属于第二类防雷建筑物，设置有防直击雷、防雷电感应、等电位保护、防雷电波侵入、防雷击电磁脉冲 5 项防雷措施。

（1）防直击雷：屋面设置 25 mm×4 mm 的热镀锌扁钢避雷带，并于屋面上装 10 m×10 m 的避雷网格，利用建筑物结构柱中钢筋作为引下线，利用结构桩基内的钢筋作为接地体。主建筑屋面另设提前放电型避雷针。

（2）防雷电感应：建筑屋内的设备、管道、构架等主要金属物就近接至防直击雷接地装置或电气设备的保护接地装置上。平行敷设的管道、构架和电缆金属外皮等金属物均跨接。防雷电感应的接地干线与接地装置的连接不少于两处。

（3）等电位保护：钢构架和混凝土的钢筋互相连接。利用柱子主筋作为引下线，将外墙上的栏杆、门窗等较大的金属物与防雷装置相连。竖直敷设的金属管道及金属物的顶端和和底端与防雷装置相连。

（4）防雷电波侵入：在入户端将电缆的金属外皮、各种金属管道及电气设备的接地装置与防雷接地装置相连。

（5）防雷击电磁脉冲：将建筑物的金属支撑物、金属框架或钢筋混凝土的钢筋等自然构件、金属管道、配电的保护接地系统等与防雷装置组成一个共用接地系统，并在各个需要的地方预埋等电位连接板。在变电站、楼层和终端箱配电系统方面配置必要的防电涌装置。按电子信息系统防护等级为 A 级设防。当电源线路的浪涌保护器为 8/20 μs 波形时，第 1 级标称放电电流为 80 kA，第 2 级为 40 kA，第 3 级为 20 kA。

2）接地

低压配电系统采用 TN-S 保护方式，设备管道进户处设总等电位连接。预留局部等电位连接箱或接地端。插座回路设置电磁式剩余电流保护断路器。

（1）接地方式：采用电气设备接地、防雷接地和信息系统接地三者联合，利用建筑物桩基主钢筋接地体。

（2）接地网：由接地环、接地极（体）组成。接地网布置于建筑地面混凝土层之下，主体建筑的桩基作为接地极。

院内大型医疗设备设置专用接地。

3）工艺电缆

户内 10 kV 馈电线路选用 WDZA‑YJ(F)E‑8.7/10 kV 交联铜芯电缆沿桥架或钢管敷设。户外电缆均采用钢带铠装交联铜芯电缆直埋敷设，穿越道路和进户时加钢管保护。

大容量 400 V 配电干线采用空气绝缘型密集型封闭铜母线槽，如发电机电源柜到 3L39 电源柜、3TZ38 电源柜、3TZ48 电源柜的连接部分均采用密集型封闭母线槽。重要的消防负荷电源干线采用 BTTZ 矿物绝缘铜芯防火电缆或 YTTW 柔性防火电缆，如消防水泵、应急照明、消防电梯等回路均采用防火电缆。JXT1 电缆 T 接均设 JXT1 系列压接箱，如 H‑d1AEL、H‑11AEL。2 个电源柜通过 JXT1 系列压接箱共用上级电源 3L18‑A、3L28‑A。

（1）普通设备配线：采用无卤低烟辐照阻燃 A 级交联聚乙烯绝缘铜芯电缆，分支线采用无卤低烟辐照阻燃 D 级交联聚乙烯绝缘铜芯导线。

（2）消防设备配线：采用无卤低烟阻燃辐照 A 级耐火交联聚乙烯绝缘铜芯电缆，分支线采用无卤低烟辐照阻燃 D 级耐火交联聚乙烯绝缘铜芯导线。

按照 IONTRIS 生产厂家的要求，质子重离子设备区域所有电缆的绝缘材料不得含有氯和溴，不得采用聚氯乙烯电缆和含有 PVC 材料的电气零部件。

2.2.2 设备及功能

1. 变配电站设置

重离子医院共设 3 个变配电站。1♯ 变配电站为 35 kV 总变配电站，是独立的地上建筑。2♯ 变配电站为 10 kV 分变配电站，是地下建筑。3♯ 变配电站为 10 kV 分变配电站，是地下建筑。

2. 1♯ 变配电站

（1）总体说明：1♯ 变配电站为 35 kV 进线电源站，是供电局电网与医院电网的交界点，它主要是将供电局提供的 2 路 35 kV 电源通过 2 个 35 kV 变压器降压为两路 10 kV 电源，并在 2 路 10 kV 母线上设有联络开关。每路 10 kV 电源都有 5 个馈线回路，共有 10 个馈线回路，分别为 1♯ 变配电站、

2♯变配电站、3♯变配电站共 15 台 10 kV 变压器提供电源,其中 2 路 10 kV 馈线为 1♯变配电站 2 台 10 kV 变压器提供电源、4 路 10 kV 馈线为 2♯变配电站 4 台 10 kV 变压器提供电源、4 路 10 kV 馈线为 3♯变配电站 9 台 10 kV 变压器提供电源。一次系统简图如图 2-28 所示。

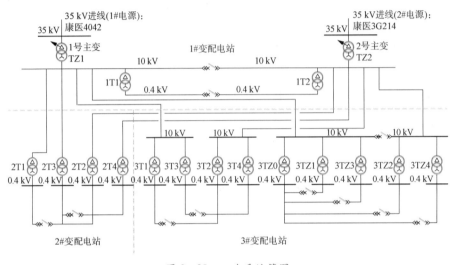

图 2-28 一次系统简图

(2) 35 kV 高压柜:1♯变配电站内设 35 kV 高压开关柜 8 台(型号: ZS3.2),每 4 台一组,共 2 组,分别为进线柜、计量柜、电压互感器柜、高压馈线柜,如图 2-29 所示。

(3) 35 kV 变压器:1♯变配电站共设 2 台 12 500 kVA/35 kV/10 kV (Dyn11,△/Y)的变压器,为非晶合金高效变压器,选用环氧树脂浇注箔绕干式低功耗 10 型变压器。在变压器高压侧有 9 挡分接头,每挡可调压 2.5%,并配有 MR 自动有载调压装置,用于稳定电压,提高效率。变压器还设有温控仪和冷却风扇以及 5.77 Ω 小电阻接地箱(型号:NER1-1000/ 10)。

(4) MR 自动有载调压装置:为确保 2 台 35 kV 变压器低压侧负载电压的稳定,每台变压器上配 MR 有载调压开关一台(型号:3XVT1500-40.5- 09900)。有载调压开关由有载调压控制器、有载调压驱动单元和有载调压执行机构组成。其主要作用是当变压器高压侧电压过高或过低时,在不影响

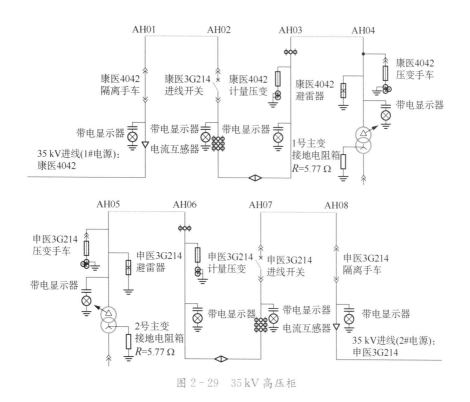

图 2 - 29　35 kV 高压柜

负载运行的情况下自动完成调压,使 10 kV 侧电压稳定在 10 kV±2% 的范围内。其工作原理是 VT 型真空有载开关通过在真空包里拉弧,用过渡电阻消除切换过程中的循环电流,实现在不停电的情况下切换变压器挡位的功能。

MR 有载调压设置为基准电压 100 V(100 V 对应 10 kV),宽幅 2%,延时30 s。即当检测到 10 kV 电压低于 9.98 kV 并持续 30 s 时,MR 有载调压开关将在变压器高压侧分接头上往下调一挡,使低压侧电压提高 2.5%。反之,当检测到 10 kV 电压高于 10.2 kV 并持续 30 s 时,MR 有载调压开关将把高压分接头往上调一挡,使低压侧电压降低 2.5%。确保 10 kV 侧电压稳定在 10 kV±2% 的范围内。

(5) 10 kV 中压柜:1♯ 变配电站共设有 10 kV 中压柜(型号:ZS1)20台,每组 10 台,共 2 组,组成 10 kV Ⅰ 段母线和 10 kV Ⅱ 段母线,分别为10 kV 进线柜、10 kV 联络、馈线柜、中压联络开关、隔离开关。任何一路高压线路停电,都可以通过中压联络开关的操作,使停电线路继续供电。

(6) 10 kV 快速切换装置:1♯变配电站设有一台 10 kV 快速切换柜。柜内有 2 套快速切换控制装置 SUE3000。该快速切换柜可以在 100 ms 内完成 2 路 35 kV 电源的快速切换。它通过控制 10 kV Ⅰ段进线、10 kV Ⅱ段进线和 10 kV 联络这 3 个开关的分合,实现 1 路 35 kV 电源失电时,失电回路的负载快速切换到另 1 路有电线路上,届时将由 1 路 35 kV 电源承担全院负载。一旦切换成功将需要手动复位后才能进行下一次的切换。当电源恢复后,恢复 2 路供电的操作,由运行人员通过操作 10 kV 快速切换柜上的按钮完成,切换时间在 100 ms 以内。

(7) 10 kV 电容补偿柜:1♯变配电站共设有 2 组 10 kV 电容补偿柜[型号:TBB(Z)10 - 900+600/300、200AK],每组容量为 900+600 kVAR。通过将电容补偿柜投入使用,可以提高供电线路的功率因数。

(8) 10 kV 变压器:1♯变配电站设有 1T1 和 1T2 两台 500 kVA[10 kV/0.4 kV(Dyn11,△/Y)]的 10 kV 变压器,其上级开关分别为 10 kV Ⅰ段 M02(1♯所用变开关)柜和 10 kV Ⅱ段 M18 柜(2♯所用变开关)。

(9) 400 V 低压柜:1♯变配电站 2 台 10 kV 变压器的低压侧组成 2 套400 V 低压柜组,分别为低压总开关、低压联络开关、低压电容补偿柜、馈线柜,它主要为 1♯变配电站用电、锅炉房、值班楼、污水站、绿化等外围设备供电。任何一路停电,都可以通过低压联络开关的手动操作,使其继续供电。

(10) 其他设施:1♯变配电站还设置有供电局计量表计设备、信号柜、直流屏、交流屏。设置有外电网电压监测系统和变配电站电网管理系统,监控所有开关柜的动作和运行参数。

3. 2♯变配电站

(1) 整体说明:2♯变配电站为 10 kV 分站,其进线为 4 路 10 kV 电源,全部引自 1♯变配电站,并通过 2T1、2T2、2T3、2T4 四台 10 kV 变压器降压为 2L1、2L2、2L3、2L4 四套 400 V 低压柜组,并在 2L1/2L2 和 2L3/2L4 母线上各设有 1 台 400 V 联络开关。2♯变配电站的主要供电区域为病房楼、行政楼、门诊楼和地下室,其主要用电设备为消防水泵、高压细水雾水泵、消控中心 UPS、生活水泵、信息机房 UPS、中心供应室灭菌器、MR、DR、肠胃造影设备、CT、SPET - CT、回旋加速器、直线加速器、CT 模拟机、常规模拟机、门诊诊室、药剂科 UPS、检验科 UPS 等。

（2）10 kV 中压柜：2♯ 变配电站内设 MH05、MH06、MH15、MH16 四台 10 kV 中压开关柜。分别作为 2T1、2T2、2T3、2T4 四台 10 kV 变压器高压侧进线开关，其上级电源分别来自 1♯ 变配电站 MH05、MH15、MH06、MH16 四台 10 kV 中压开关柜。

（3）10 kV 变压器：2♯ 变配电站设置有 4 台 10 kV 变压器，2 台型号为 1 600 kVA/10 kV/0.4 kV(Dyn11，△/Y)，编号为 2T1、2T2，其上级 10 kV 开关柜编号分别为 M05、M15。另 2 台型号为 1 000 kVA/10 kV/0.4 kV(Dyn11，△/Y)，编号为 2T3、2T4，其上级 10 kV 开关柜编号分别为 M06、M16。

（4）400 V 低压柜：2♯ 变配电站 2T1、2T2 两台 10 kV 变压器的低压侧有 2 套 400 V 低压柜组，分别为低压总开关、低压联络开关、低压电容补偿柜、馈线柜，其主要为高压细水雾水泵、消控中心 UPS、信息科机房 UPS、药剂科 UPS 等设备供电。任何 1 路停电，都可以通过低压联络开关的手动操作，使其继续供电。

2♯ 变配电站 2T3、2T4 两台 10 kV 变压器的低压侧有 2 套 400 V 低压柜组，分别为低压总开关、低压联络开关、低压电容补偿柜、馈线柜、有源滤波柜，它主要为消防水泵、生活水泵、中心供应室灭菌器、MR、DR、肠胃造影设备、CT、SPET‐CT、回旋加速器、直线加速器、CT 模拟机、常规模拟机、检验科 UPS 等设备供电。任何 1 路停电，可以通过低压联络开关的手动操作，使其继续供电。

（5）有源滤波器：为防止波形畸变影响电网和 MR、CT、SPET‐CT、回旋加速器等医疗设备，配有 2 套有源滤波装置。分别装于 2L3、2L4 400 V 低压母线上。

4. 3♯ 变配电站

（1）整体说明：3♯ 变配电站为 10 kV 分站，其进线为 4 路 10 kV 电源，全部引自 1♯ 变配电站。主要为 PT 区供电。内设 9 台 10 kV 变压器、一台柴油发电机和 3 台 UPS。9 台 10 kV 变压器、4 台 10/0.42 kV～2 000 kVA 变压器主要为质子重离子设备供电，1 台为质子重离子设备备用变压器，平常不带负载但处于热备用状态。2 台 10/0.4 kV～1 600 kVA 和 2 台 10/0.4 kV～2 000 kVA 变压器为 PT 区工艺冷却水、空调、照明等设备供电。1 台柴油发电机组的容量为 1 000 kVA，当外电网供电系统中断后，柴油发电机组可在 15 s 内为重要设备正常供电，并持续运行 3 h。发电机的主要负载为工艺冷却水泵、加速器系统的真空泵、3 台 UPS。3 台 UPS 的总容量为 900 kVA，按照 2 用 1 备的方式配置。UPS 可继续为重要设备持续 1 h 供电，特别重要设备为加速器系统的控制设备和机器人等。

（2）10 kV 中压柜：3# 变配电站设置有 20 台 10 kV 中压开关柜（型号：MVnex），分 4 段 10 kV 母线。在 10 kV 3 段母线和 10 kV 4 段母线间设有 10 kV 母联开关，当任何一路 10 kV 线路停电时，可以通过母联开关的手动操作，使其继续供电，以确保 PT 设备正常供电。

10 kV 1 段母线由 MH31、MH32、MH33、MH34 四台 10 kV 中压开关柜组成，其中 MH31 柜为进线柜，上级电源引自 1# 变配电站 MH07 中压柜，MH32 柜为压变柜，MH33 柜为 3T3 10 kV 开关柜，MH34 柜为 3T1 10 kV 开关柜。

10 kV 2 段母线由 MH35、MH36、MH37、MH38 四台 10 kV 中压开关柜组成，其中 MH38 柜为进线柜，上级电源引自 1# 变配电站 MH14 中压柜，MH37 柜为压变柜，MH36 柜为 3T4 10 kV 开关柜，MH35 柜为 3T2 10 kV 开关柜。

10 kV 3 段母线由 MH41、MH42、MH43、MH44、MH45、MH46 六台 10 kV 中压开关柜组成，其中 MH41 柜为进线柜，上级电源引自 1# 变配电站 MH08 中压柜，MH42 柜为压变柜，MH43 柜为 3TZ1 10 kV 开关柜，MH44 柜为 3TZ0 10 kV 开关柜，MH45 柜为 3TZ3 10 kV 开关柜，MH46 柜为 10 kV 3 段/4 段母联开关柜。

10 kV 4 段母线由 MH47、MH48、MH49、MH410、MH411、MH412 六台 10 kV 中压开关柜组成，其中 MH412 柜为进线柜，上级电源引自 1# 变配电站 MH13 中压柜，MH411 柜为压变柜，MH410 柜为 3TZ2 10 kV 开关柜，MH49 柜为备用 10 kV 开关柜，MH48 柜为 3TZ4 10 kV 开关柜，MH47 柜为 10 kV 3 段/4 段隔离小车柜。

（3）10 kV 变压器：3# 变配电站按照功能和电压等级分成 2 个部分。

一部分专为 PT 设备主电源的供电，它由 5 台 2 000 kVA/10 kV/0.42 kV(Dyn11，△/Y)的变压器组成，其中 3TZ1、3TZ2、3TZ3、3TZ4 四

台变压器独立为 PT 设备的主电源供电(无低压联络)。

专设 1 台 3TZ0 变压器为备用变压器,作为 3TZ1、3TZ2、3TZ3、3TZ4 四台变压器任一备用,平常处于通电但不带负载的热备用状态(热备用为去潮,保证绝缘性能,需要时能快速启用)。当 3TZ1、3TZ2、3TZ3、3TZ4 任何 1 台变压器发生故障时,通过相应开关的切换,使原故障变压器的负载能继续供电。

另一部分专为 PT 辅助设备设施(工艺冷却水、空调冷水机组、冷却塔、行车、各类水泵等)供电,它由 3T3、3T4 两台 2 000 kVA/10 kV/0.4 kV (Dyn11,△/Y) 和 3T1、3T2 两台 1 600 kVA/10 kV/0.4 kV(Dyn11,△/Y) 的变压器组成,组成 2 套 400 V 低压柜组,分别是低压总开关、低压联络开关、低压电容补偿柜、发电机组快速切换柜、馈线柜,如图 2-30 所示。

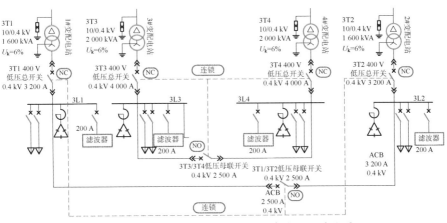

图 2-30 3#变配电站 PT 辅助设备变压器系统图

(4) 400 V 低压柜:3#变配电站 3TZ1、3TZ2、3TZ3、3TZ4 四台 10 kV 变压器的低压侧有 4 套 400 V 低压柜组,分别为低压总开关、低压电容补偿柜、馈线柜,主要负载为质子重离子加速器配电的 16 个电柜。电柜编号为:BME、BMF、BKA、BKB、BKC、BKD、BHA、BHB、BHC、BHD、BHE、BHF、BHG、BHH、BFE、BFF。其中,BME、BMF 两个电柜的主要用电设备为加速器机械真空泵。BKA、BKB、BKC、BKD 四个电柜的主要用电设备为加速器 IT 服务器、ACS 服务器、机器人影像和治疗床。BHA、BHB 两个电柜主要用电设备为计划 CT1/CT2、1#/2#空压机、离子源、直线加速器和射频系统。BHC、BHD、BHE、BHF、BHG、BHH 六个电柜主要用电设备为加速器同步环和输运线设备。BFE、BFF 两个电柜主要用电设备为加速器同步环设备。

3#变配电站 3TZ0 10 kV 变压器的低压侧有 1 套 400 V 低压柜组,分别为低压总开关柜和 4 个馈线柜。4 个馈线柜分别为 3TZ1 备用、3TZ2 备用、3TZ3 备用、3TZ4 备用,当 3TZ1、3TZ2、3TZ3、3TZ4 四台变压器中任一发生故障时,可通过合上备用回路继续供电。

3#变配电站 3T1、3T2、3T3、3T4 四台 10 kV 变压器的低压侧有 4 套 400 V 低压柜组,分别为低压总开关柜、低压联络开关柜、低压电容补偿柜、馈线柜、有源滤波柜,它主要负载为 PT 辅助设备。如工艺冷却水、HVAC 空调系统、PT 区办公用电。

(5) 有源滤波器:为了防止波形畸变影响电网和 PT 区重要设备,在 3#变配电站安装了 8 套有源滤波装置。分别装于 3L1、3L2、3L3、3L4、3LZ1、3LZ2、3LZ3、3LZ4 400 V 低压母线上。

(6) 低压快速切换开关:共有 7 台低压快速切换开关(ATS)。其中 4 台 ATS(型号为 WOTPC - 4000)作为 PT 备用变压器 3TZ0 给 3TZ1、3TZ2、3TZ3、3TZ4 四台变压器提供备用电源的快速切换开关。另外 3 台 ATS(型号为 WOTPC - 1600)作为发电机给 3T38、3TZ38、3TZ48 三个电柜提供应急备用电源的快速切换开关。

当 3TZ1/3TZ2/3TZ3/3TZ4 中有变压器发生故障时,对应的 ATS 将负载从常用电手动切换成备用电。另外 3 台 ATS 低压快速切换开关用于发电机应急电源与常用电之间的自动切换,这 3 台 ATS 在检测到常用电停电后会向发电机发出启动信号,等发电机组启动完毕,备用电正常供应后,低压快速切换开关将在 100 ms 的时间内完成常用电转为备用电的快速切换。一般从发电机启动信号发出到开关切换,整个过程的时间为 15 s;当市电恢复正常并保持 1 min 后,ATS 低压快速切换开关将负载自动切换到市电;再过 10 min 后,ATS 将停机信号发给发电机,发电机在收到停机信号后延时 5 min 自动停机。延时时间可任意设定调整。

(7) 双电源切换柜:双电源切换柜用于重要设备。柜内都设有 ATS 自动切换开关(型号:WATSGB),2 路进线,1 路常用电,1 路备用电。当常用电发生失电时,备用电将投入使用,确保重要设备能继续运行。PT 区共设有双电源柜 43 面:其中 33 面切换柜的 ATS 设置为"自投自复"模式(off:1~8),并将常用电作为正常电源使用;另外 10 面切换柜的 ATS 设置为"互为备用"模式(on:2、5、8),并将备用电作为正常电源使用。

5. 发电机组

发电机组(图 2-31)位于 3♯ 变配电站旁边,总容量为 1 000 kVA(850 kW)(型号:TLC-850S,进口康明斯),日用油箱储存燃油 1 t,可保证最大负载连续运行 3 h 以上。

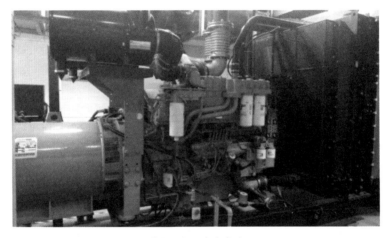

图 2-31　发电机组

发电机组控制模式为自动。当发生市电突发停电时,发电机立刻自动开启,并在 15 s 内通过 ATS 低压快速切换开关为 PT 部分辅助设备提供动力电源,确保工艺冷却水一次水泵、PT 区重要房间空调、加速器机械真空泵和 PT 区 UPS 等重要设备的供电。

发电机有手动和自动 2 种控制模式。当控制器的转换开关放于手动挡时,只要按下控制器的"START"键,发电机就能启动。当控制器的转换开关放于自动挡时,发电机的启动信号直接由 3T3 ATS、3TZ3 ATS、3TZ4 ATS 三台低压快速切换开关发出,只要任意一台低压快速切换开关检测到市电丢失的同时向发电机发出启动信号,发电机将自动启动,并在 15 s 内提供可靠的应急电源。

当3T3 ATS、3TZ3 ATS、3TZ4 ATS低压快速切换开关的市电都恢复正常并保持1 min(通过ATS可设定)后,低压快速切换开关将负载自动切换到市电;再过10 min(通过ATS可设定)后低压快速切换开关将停机信号发给发电机,发电机在收到停机信号后延时5 min(通过发电机可设定)自动停机。

6. UPS设备

全院设有8台UPS,总容量为1 090 kVA。其中,3#变配电站有3台UPS(型号:爱默生Hipulse u 300K),为2+1模式,即2组300 kVA/1 h并联(600 kVA),另1组(300 kVA)为备用,任何1组故障可以自动切换。每台UPS都有2路进线,进线分别引自3LZ49 - A/3LZ410 - A、3LZ49 - B/3LZ410 - B、3LZ49 - C/3LZ410 - C,1路为常用,1路为备用。主要供电范围为PSS控制、IT电源、ACS、机器人、部分真空泵、PT控制电源、PT区专用电源插座等。UPS配电系统示意图如图2 - 32所示。

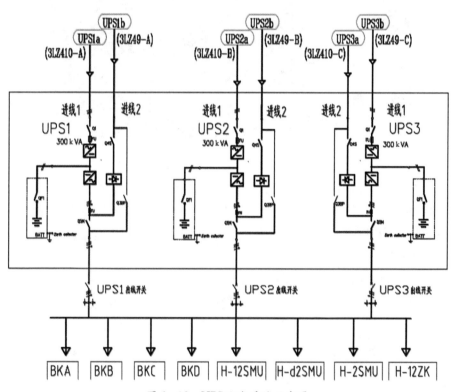

图2 - 32 UPS配电系统示意图

PT 网络服务器机房有 1 台 UPS(型号：爱默生 UL33 20K)，进线引自 3L110 - A/3L210 - A，1 路为常用，1 路为备用。主要供电范围为 PT 放疗网络服务器。

信息中心机房有 1 台 UPS(型号：爱默生 APM 150/90K)，进线引自 2L16 - A/2L27 - A，1 路为常用，1 路为备用。主要供电范围为信息中心机房服务器。

消控中心有 1 台 UPS(型号：爱默生 UL33 20K)，进线引自 2L17 - G/2L28 - G，1 路为常用，1 路为备用。主要供电范围为消控中心服务器。

检验科有 1 台 UPS(型号：索克曼 40K)，进线引自 A - 2AEY，主要供电范围为检验科检验设备。

药房有 1 台 UPS(型号：爱默生 ITA 20K)，进线引自 A - 1AEL，主要供电范围为药房发药机。

2.2.3　供变配电系统案例分析

1. 外电网电压暂降补偿

重离子医院的质子重离子主加速器由离子源系统、加速系统、粒子输运系统、束流诊断系统、射频系统、真空系统、患者输送定位系统、治疗计划系统及辅助个人安全防护系统、工艺冷却水系统、供电系统和暖通系统等组成。质子重离子系统设备昂贵、庞大，技术复杂，运行难度高，对现场环境的温湿度要求非常严格，对冷却水系统的温度、压力、电导率等参数要求极其准确。要确保加速器系统的正常运行，就必须确保主体设备和其重要辅助系统供电正常。外电网波动造成的电压降超过额定电压的 17% 会造成工艺冷却水系统的压力波动。

医院所在的区域，外电网波动频繁。2014 年，通过外电网监测系统监测 2 路 35 kV 进线电压，将实际电压偏离大于额定电压的 10% 作为电网波动，共监测到 9 次外电网波动，其中 3 次波动造成加速器停机(图 2 - 33)。2015 年，共监测到 12 次外电网波动，其中 4 次波动造成加速器停机。2 年间因外电网波动造成加速器停机的次数达 7 次，停机时间达 265 min。

电网波动的特征：三相同时波动数量较多。2014 年监测到的外网波动数据中 8 次为三相同时波动，只有一次为单相波动；持续时间在 0.2～0.3 s

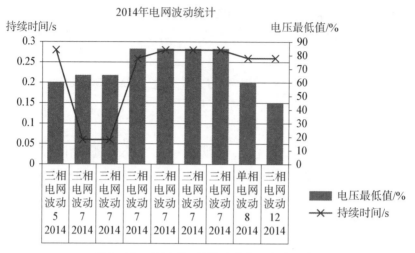

图 2-33 2014 年 35kV 进线电网波动统计

的较多。波动持续时间在 0.2～0.3 s 的数量为 7 次,持续时间小于 0.1 s 的数量为 2 次;电压降小于 50％较多。电压降小于 50％的数量为 8 次,电压降大于 50％的数量为 1 次。

根据 2014、2015 年这 2 年的加速器停机原因分析(表 2-6),发现外电网波动造成加速器停机的主要原因是冷却水水压低和加速器自带电源缺陷保护,因为有些外电网波动会出现电压的跌落。当电压跌落到一定程度时,冷却水水泵变频器停机,使冷却水各系统压力低,导致加速器冷却水流量不足而发生保护性连锁。另外,加速器系统本身射频和磁铁也自带电源缺相保护,也会因电压跌落而停机。

表 2-6 加速器停机原因分析

时间	电压跌落值	冷却水压力低	加速器停机	停机原因
2014 年 5 月 6 日	60％	发生	发生	冷却水压力低
2014 年 8 月 24 日	60％	发生	发生	冷却水压力低
2014 年 12 月 31 日	45％	发生	发生	冷却水压力低
2015 年 7 月 9 日	61％	发生	发生	冷却水压力低
2015 年 10 月 27 日	58％	发生	发生	冷却水压力低
2015 年 10 月 28 日	84％	不发生	发生	射频系统缺相
2015 年 11 月 30 日	67％	发生	发生	冷却水压力低

　　通过对医院周围半导体工厂的调研发现,电网波动对半导体工厂的危害非常大,解决的办法是在重要负载侧安装电压补偿器。电压补偿器是针对深度电压暂降,提供有效、简便及经济的解决方案,可以对需要保护的负载电压进行补偿,是解决电压跌落的有效方案(图 2-34)。冷却水是造成加速器停机的主要原因,其配电系统都集中在一台变压器的一排柜上,所以在2015 年,确定在冷却水负载侧安装 1 台 750 kVA 电压补偿器来解决电网波动的问题。

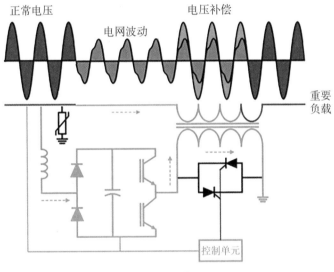

图 2-34　单线图

　　2016 年 7 月 10 日,电压补偿器正式投入使用,采用的是 SAG FIGHTER电压补偿器。SAG FIGHTER 包含 1 个三相变压器,变压器的每个二次绕组串联于电源(输入线路)和负载之间。通常情况下,设备运行处于监控状态,变压器的初级绕组通过 SCR 开关实现电力短路,负载电流将流过变压器的二次绕组。SAG FIGHTER 对三相平衡输入电压中的输入电压波形相角偏差进行持续监控。一旦发现由电压暂降造成的相角偏差,SAGFIGHTER 将在 2 ms 之内通过逆变电路为串联变压器的初级绕组注入一个补偿电压。注入电压以数、形、相位角方式合成,所以当被串联入异常输入电压时,就形成了三相平衡电压。当正常三相输入电压重新接入 SAG

FIGHTER 时,逆变电路断开,设备恢复到监控状态。其主要电压补偿能力为单相或双相市电电压暂降-剩余电压为 30% 时,校正至额定电压的 100%;三相市电电压暂降-剩余电压为 60% 时,校正至额定电压的 100%。其补偿能力可以避免 6 次测得的电网波动造成的停机。

2016 年 11 月 6 日 6:26,发生了一次电网波动,造成冷却水系统最低电压跌落到额定电压的 80%,波动持续时间为 84 ms,电压补偿器有效进行电压补偿到额定电压,工艺冷却水系统压力没有下降,加速器系统也并未停机。

电压补偿器是解决电网波动的有效方案,能解决因电网波动造成的冷却水系统水压低的问题,能避免绝大部分电网波动造成的加速器停机。但因加速器内部的停机保护较多,不仅有水压低的停机保护,还有电源缺相的停机保护。各保护间的响应速度也分先后,目前看到电网波动时的水压低停机保护可能只是因为其响应速度较快而覆盖了电源缺相保护。在冷却水系统上安装的电压补偿器是否能解决所有的电网波动造成的加速器停机问题,还需要用更多的时间来验证。

除安装电压补偿器外,预防电网电压波动还有一些其他方法,比如安装 UPS、静态切换开关等,但这些方法都有各自的局限性。

在工艺冷却水一次水和二次水系统上安装 UPS 电源,不但可以有效地预防电网波动,还可以解决短时间的停电问题。但 UPS 设备所需的空间大,在医院当前可利用空间有限的情况下,通过安装 UPS 电源来解决电网波动的方案并不可行。

静态转换开关是电源二选一自动切换系统,当 1 路电源发生故障时,另 1 路电源会在 5 ms 内快速切换,以保证负载侧仅有 5 ms 的停电时间。该种静态切换开关具有价格低、占用空间小的优势。但静态切换开关只有当两路电源相位同步时,快速转换开关才能对负载不造成任何影响,在两路电源的相位不同步的情况下做快速切换,对负载可能会造成一定影响。由于现场使用的 2 路进线来自不同变电站的不同线路,三相存在相位差,使用该设备对电源进行快速切换,对设备的安全运行存在不确定性影响。

2. 热像仪电气故障诊断

电气设备发热的主要原因是导体连接部分和导体本身都存在电阻 R,当电流 I 通过时就会产生功率损耗 P,而导体的发热量计算公式为 $Q=$

I^2Rt（t 为通电时间）。由于导体本身的电阻是固定的，因此产生的发热量基本不变。因为安装不当、螺丝未紧固、接触不良等原因，连接部分的电阻值远超出正常值，其发热量也将随电阻值的升高而升高。

电气设备发热的特点包括长期性、隐蔽性、不可预计性和易发性。而热成像仪是通过非接触探测红外热量，并将其转换为电信号，进而在显示器上生成热图像和温度值，并对温度值进行计算的一种检测设备（图 2-35）。它利用物体热辐射的差别成像。屏幕亮处表示温度高，暗处表示温度低。使用热成像仪测温具有直观、安全、数据分析准、测量范围大等特点。

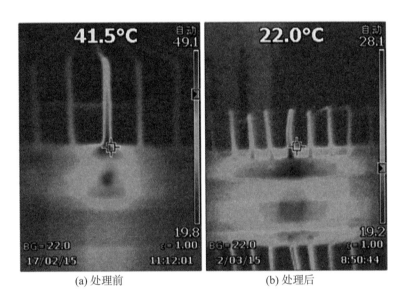

(a) 处理前　　　　　　　　　　　　(b) 处理后

图 2-35　发热处理前后呈像对比

设备测温重点包括变压器、低压柜、现场柜。

变压器主要有母排连接点、分接头、线圈绝缘垫块、电缆头。低压柜为低压总开关上下桩头、电容器电缆接头。现场柜包括开关上下桩头、接触器进出线、变频器、可控硅、软启动器、继电器端子、浪涌保护器。

每季度检测一次，每次测得温度大于 55℃ 的点设定为高温点并记录。温度高于 75℃ 的高温点为严重发热点。温度高于 65℃ 的高温点为中度发热点。温度高于 55℃ 的高温点为轻微发热点。电源柜发热统计如图 2-36 所示。

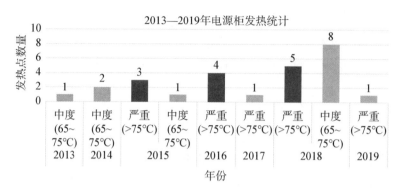

图 2-36　电源柜发热统计

2013—2019 年,质子重离子医院使用热成像仪测温共发现 14 处严重发热点,12 处中度发热点。其中 1 处发热点温度高于 275℃,存在严重安全隐患,由于及时发现并处理,避免了一起电气事故。另有 7 处发热点温度高于 100℃,存在安全隐患,通过安排停机处理,避免了可能发生的电气事故。

2.3　加速器冷却水系统技术解析

2.3.1　冷却水系统简介

冷却水系统按照 IONTRIS 的设备排布以及特殊参数要求,分为 5 个一次水子系统、二次水子系统以及冷源系统。

直线舱段系统的温度要求为 29±0.5℃,压力要求为 6 bar 左右,对电导率要求为小于 300 μs/cm 且大于 50 μs/cm。所以,设计时要将其独立为 1 个系统。

射频系统的压力要求为 5.5 bar 左右,电导率要求为小于 2 μs/cm,该系统独立。

离子源、同步环、输运线 3 个系统对于冷却水的运行参数要求基本一致,但离子源、同步环、束流输运线 3 个区域范围较大,不同集水盘之间的距离较远,所以按照区域划分将 3 个冷却水系统独立设置。同步环系统离子加速引起的冷却水温度变化率较大,由此产生冷却水系统的热量波动较大,而输运线、离子源部分在运行时能量加速引起的冷却水温度变化不明显,所以为了将同步环系统做独立的温度控制,将同步环独立设置。

考虑到换热的要求,与一次水系统换热的二次水系统独立控制,与二次水系统换热的冷源系统独立控制。

同步环一次水系统原设计容量为 $6.3\,m^3$,为改善温度控制稳定性,增加了 1 台 $3\,m^3$ 的闭式水箱以提高回水温度缓冲能力,目前同步环系统水容量为 $9.3\,m^3$。加速器一次水子系统参数要求如表 2-7 所示。

表 2-7 加速器一次水子系统参数要求

名称	温度/℃	压力/bar	流量上限值/(L/min)	能量上限/kW	电导率/(μs/cm)	水容量/m³	支路数
直线舱段	29±0.5	6	92	7	>50 <300	2.2	1
射频	29±1	5.5	600	70	<2	1.3	1
离子源	27±1	10	514	153.8	<10	2.2	6
同步环	27±1	10	1 927	1 635	<10	6.3+3	10
束流输运线	27±1	10	3 629	2 875	<10	12.6	12

一次水子系统有射频、离子源、同步环、输运线、直线加速器舱段 5 个系统,其主要的水处理技术指标如表 2-8 所示。二次水子系统、冷源冷冻水系统是密闭式系统,冷源冷却水系统是开放式系统。冷源冷冻水、冷源冷却水的循环水采用的是自来水,二次水采用的是纯水。

表 2-8 一次水技术指标

项目	标准	备注
电导率	射频系统小于 2 μs/cm;离子源小于 10 μs/cm;同步环小于 10 μs/cm;输运线小于 10 μs/cm;直线加速器舱段:大于 50 μs/cm 且小于 300 μs/cm	
微粒大小	<250 μm	
腐蚀率	直线系统小于 10 μm/a,其他系统暂无参考标准	其他子系统未做明确参数要求

2.3.2 冷却水系统结构及设备功能

1. 三层循环结构

冷却水系统设计为 3 层循环结构,各层循环通过板式换热器进行热交换,在各层板式换热器的后端设计有流量控制阀门,通过调整阀门的开度来调整流量,从而控制热交换的水流量,达到控制温度的目的。

2. 系统构成及基本工作原理

(1)系统基本构成:一次水分为直线加速器舱段、离子源、射频、输运线、同步环 5 个子系统。二次水与外部三组闭式冷却塔相连,在循环过程中与一次水通过板式换热器进行热交换,带走内循环水从加速器中传导出的热量。在一般负载状态下,二次水的热量通过 3 组冷却塔冷却。当室外温度升高,外部冷却塔的冷却不能产生良好的效果时,启用冷源,经冷源冷冻机产生的冷冻水与二次水交换,带走热量。

纯水处理系统将自来水进行多级过滤、杀菌、去离子等处理,制成高纯水,通过管道与在线定压装置连接,向子系统内自动补水。如果需要大规模补水时,由人工开启补水管道的快速补水阀门,实现快速补水。

每个子系统均设计安装备用水泵,当水泵故障时,备用泵启动,保证系统运行。其中一次水子系统、二次水子系统的水泵由变频器控制,冷源系统水泵由软启动器控制,各子系统水泵统计如表 2-9 所示。

表 2-9   各子系统水泵参数统计表

系统名称	功率/kW	扬程/m	运行水泵数量/台	备用水泵数量/台	启停控制方式
冷源系统(冷冻水)	45	35	1	2	软启动
冷源系统(冷却水)	45	35	1	2	软启动
二次水子系统	45	39	3	1	变频器
直线加速器舱段系统	7.5	49	1	1	变频器
射频系统	30	65	1	1	变频器
离子源系统	30	99	1	1	变频器
输运线系统	55	99	2	1	变频器
同步环系统	55	93	1	1	变频器

（2）一次水系统：图 2-37 所示为内循环一次水子系统的结构图（实际为 5 个结构基本相同的一次水子系统）。

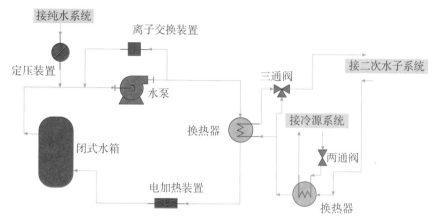

图 2-37 冷却水内循环系统工作原理图

一个独立的内循环一次水子系统的构成包括 2 台板式换热器（见图 2-38，图 2-38 为简化图，只说明了 1 台水泵）、1 个两通控制阀门、1 个三通控制阀门、2 台（或 3 台）水泵、1 台离子交换柱、1 台定压补水装置、1 个闭式水箱，其末端接需要提供冷却水的加速器设备。

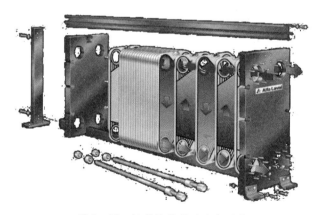

图 2-38 板式换热器的内部结构

一次水与二次水通过板式换热器的板片的交替位置换热，图 2-38 所示为板式换热器的内部结构。通过一次与二次循环水的对流实现热交换。在加速器运行负载比较大的情况下,二次水通过自然冷却后的循环水的换热量达不到控制一次水温度的目标时,将通过调整两通阀门的开度来调整二次水的温度。即通过冷源的循环水与二次水的换热来控制二次水的温度。

一次水采用恒流量运行模式,一次水温度随加速器负载的变化而变化,通过调整二次水与一次水交换的水流量来调整一次水的温度,实现一次水温度控制的目标。

通过板式换热器热交换后的一次水经过电加热装置,电加热装置根据水温情况再做适当调整,实现温度的精确控制。在实际运行过程中,如果控制程序及阀门运行状态足够稳定,经过板式换热器的水温已经能够达到的精确控制,那么电加热装置一般将处于待机状态。另外,电加热装置属于高能耗设备,如果处于运行状态,在对温度进行调节的同时,对系统运行的经济性也将产生影响。

为了能够更好地控制一次循环水系统的压力稳定性,在系统回水端连接定压排气装置,该装置能够实现定压、补水、在线脱气,图2-39所示为定压排气装置。

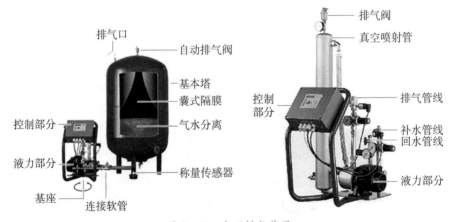

图 2-39　定压排气装置

为除去一次水在运行过程中产生的金属离子,须控制循环水电导率,在系统水泵两端并联离子交换柱,内部填充去离子树脂,实现在线去离十。

作为一次水温度控制的重点,与各子系统连接的二次水三通阀门的调节稳定性以及与冷源连接的两通阀是各系统实现稳定的温度控制的关键。

（3）二次水子系统：二次循环水子系统，即外循环水系统通过板式换热器与各末端子系统进行热交换。图 2 - 40 为二次循环水子系统工作原理图。

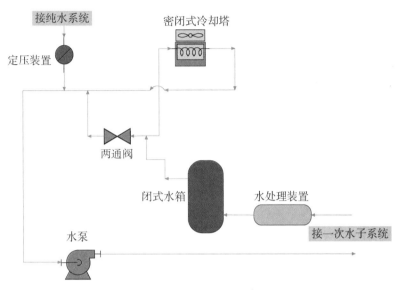

图 2 - 40　二次水子系统工作原理图

二次水子系统的主要构成包括 3 组封闭式冷却塔、1 套定压补水装置、1 套水处理器、1 套闭式水箱、4 台水泵、1 个两通控制旁通阀（图 2 - 40 为简化图，只注明了 1 台水泵）。

二次水子系统作为一次水与冷源的中间换热媒介，具有冷却塔的自然冷却能力。根据自然环境状况及负载情况，合理地利用冷源的冷量。二次水子系统与末端的 5 个一次水子系统连接，任何 1 个一次水子系统的温度变化都会引起二次水子系统的温度变化，如何实现每个系统的精确控制并且保证系统间不互相影响是二次水子系统温度控制的重点。

二次水的自然冷却能力来自 3 组密闭式的冷却塔。冬季，在外界气温较低的情况下，自然冷却效果比较好，但是，二次水子系统需要有稳定的温度状态，才不会造成一次水温度的波动。所以，在进入冷却塔的管道上加入旁通管道，管道内安装两通控制阀门，根据水温状态来调节阀门开度，控制流进冷却塔的水流量。

二次水冷却塔为 3 组（共 9 个单体）密闭式冷却塔，各闭式冷却塔单体内加 4 kW 电加热器防止结冻。闭式冷却塔综合水量为 $395 \times 3 \text{ m}^3/\text{h}$;设计进水温度为 29℃,出水温度为 24℃;室外气湿球温度为 20℃;风机动力为 380 V/50 Hz/7.5 kW×9;喷淋水泵为 380 V/50 Hz/2.2 kW×9。二次水子系统的循环水量为 25 m³。如设定二次水的温度为 24℃,当二次水回水温度高于 24℃时,旁通阀门开度减小,使冷却水经过冷却塔进行冷却的水量增加。如果二次水回水温度低于 24℃,则加大阀门开度,使冷却水进行自然冷却的流量减少。

在系统中连接定压装置,实现系统恒压、补水和脱气。并连接在线水处理装置,进行水质的在线处理。

(4) 冷源系统:冷源系统产生的冷冻水通过板式换热器与流经各子系统的二次水进行热交换,其作用是当二次水冷却塔自然冷却的温度不能达到系统设定要求时为系统制冷,精确控制一次水及二次水的温度。图 2 - 41 所示为冷源系统的工作原理图。

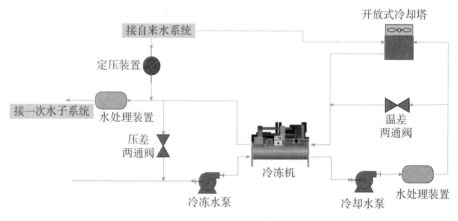

图 2 - 41　冷源系统工作原理图

冷源系统的主要构成包括 3 组大型冷冻机组、冷却水及冷冻水循环泵各 3 台、冷却水及冷冻水的旁通调节阀各 1 个、开放式冷却塔 3 组、水处理装置 2 套、定压补水装置 1 套。

开式冷却塔和闭式冷却塔的区别在于闭式冷却塔中的循环水是流过密闭的铜管的,不与外界空气直接接触,通过喷淋水实现铜管内部的循环水冷却。开放式冷却塔是循环水直接通过冷却塔散热,循环水与外界空气直接接触。

冷源的三组冷冻机为独立冷源,在零负荷状态下也能够运行。冷源系统为二次水子系统提供冷量。

因冷源与5个一次水子系统通过二次水联系在一起,各系统通过两通阀门调节流量,达到设定的温度值。各子系统中流量的调整必然会造成整个冷源冷却水的压力波动。所以,在冷冻水旁路上增加电动调节阀门,根据冷冻水出水端和回水端的压力差调整阀门开度,可使系统的压力平衡。

冷源冷冻水的容量为 25 m³,冷源冷却水的容量为 35 m³。

冷源系统配置螺杆式冷水机组。制冷量/输入功率:346.6 kW/65.1 kW(×5)/台;制冷剂:R134a,制冷剂填充量 67×3 kg/台;配电:400 V/3/50+PE;最大输入功率:512 kW;冷冻油:UC6460197。

冷源冷冻泵配置 3 台 WILO 水泵(水泵参数:流量为 331 m³/h,扬程为 35 m,电机功率为 45 kW)。

冷源冷却泵配置 3 台 WILO 水泵(水泵参数:流量为 388 m³/h,扬程为 31 m,电机功率为 45 kW)。

冷源配置 3 套(6 个单体)开放式冷却塔,各单体内加 6 kW 电加热器防止结冻。综合冷却能力为 1 950 000×3 kcal/h;水处理量为 390×3 m³/h;冷却塔设计进口温度为 37℃,出口温度为 32℃;外气湿球温度为 28℃;风机动力为 380 W/50 Hz/7.5 kW×6。

3. 分系统集水盘编号统计

(1) 直线加速器系统:30♯。

(2) 射频系统:40♯。

(3) 直线及离子源系统:1.1♯、1.2♯、02♯、50♯、51♯、20♯。

(4) 输运线系统:09♯、10♯、11♯、12♯、13♯、14♯、15♯、19♯;24♯、25♯、26♯、27♯。

(5) 同步环系统:03♯、04♯、05♯、06♯、07♯、08♯、17♯、18♯、21♯、22♯。

符号♯后带编号的为集水盘,如♯51 表示 51 号集水盘,集水盘的编号由加速器设备供应厂家规定,未按照一般编号习惯排布。此编号仅作为集水盘标记,编号本身无实际意义。图 2-42 所示为现场部分集水盘。

4. 控制系统结构

冷却水控制系统结构如图 2-43 所示,采用霍尼韦尔 HC900 混合控制系统,分为 C01～C09 七个分散系统,通过交换机与服务器相连。冷却水系统服务器将运行数据通过内部网络实时发送给加速器控制中心及设备设施管理中心,实现信息互通。

表 2-10 所列为图 2-43 对应的设备及控制子系统功能。

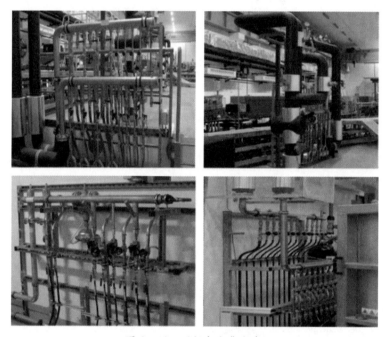

图 2-42 现场部分集水盘

表 2-10 冷却水控制系统各部分功能说明

名　称	功　能
设备设施管理中心服务器	冷却水系统的上级控制中心,从冷却水控制系统中获取数据,将数据关联到其他系统,实现数据分析并能够与移动终端设备连接,实现数据共享
加速器控制中心服务器	冷却水系统的上级控制中心,从冷却水控制系统中获取数据,将数据关联到其他系统,实现整个加速器系统的联动运行

（续表）

名　　称	功　　能
冷却水系统服务器	冷却水系统的控制中心，实现数据存储分析及向上级服务器数据的传送
冷却水系统操作站	提供曲线、数据显示功能，人员操作界面
交换机	实现各分系统节点与主控制器之间信号互连
C01	控制冷源系统设备的控制器
C02	控制二次水子系统设备的控制器
C03	控制直线加速器冷却水系统设备的控制器
C04	控制射频冷却水系统设备的控制器
C05	控制离子源冷却水系统设备的控制器
C06	控制输运线冷却水系统设备的控制器
C07	控制同步环冷却水系统设备的控制器
C08	控制二次水冷却塔系统设备的控制器
C09	控制能耗系统设备的控制器

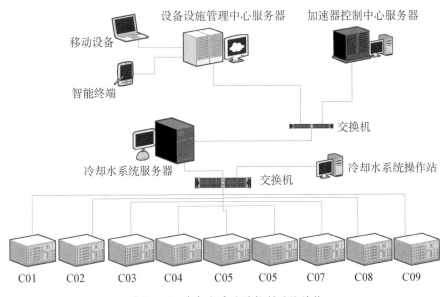

图 2-43　冷却水系统的控制网络结构

2.3.3　纯水系统结构与原理

　　纯水制备工艺环节包括过滤、离子交换、反渗透(RO)、EDI、紫外线杀菌、树脂抛光,将自来水制备为电导率小于 $100\,nS/cm$ 的高纯水,以满足质子重离子加速器设备的使用要求。

　　1. 多介质过滤系统(多介质过滤器)

　　多介质过滤器(multi media filter)是利用一种或几种过滤介质,在一定的压力下把浊度较高的水通过一定厚度的粒状或非粒材料,从而有效地除去悬浮杂质,使水澄清的过程,常用的滤料有石英砂、无烟煤、锰砂等(图2-44)。出水浊度可达3度以下。多介质过滤器能去除水中的泥沙、悬浮物、胶体等杂质和藻类等生物,通过其作用后,可以降低纯水处理过程对反渗透膜元件的机械损伤及污染。多介质过滤器内部结构说明如表2-11所示。

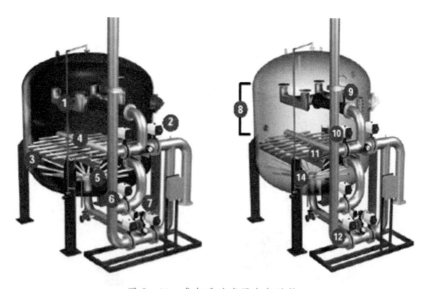

图2-44　多介质过滤器内部结构

表2-11　多介质过滤器内部结构说明

编号	内　容
1	进水布水器
2	反洗出水阀

（续表）

编号	内　容
3	多介质滤料（通常为无烟煤、石英砂和石榴石）
4	次表面清洗布水器
5	底部集水器
6	次表面清洗进水阀
7	出水阀
8	反洗空间
9	运行进水/反洗出水
10	运行进水阀
11	反洗进水阀
12	清洗水出口

2. 离子交换原理

离子交换树脂是一种搭载可交换离子的不溶解物质，可以与水中的其他同电荷离子进行等当量交换。搭载阳离子的是阳离子交换树脂，搭载阴离子的是阴离子交换树脂。

在绝大多数情况下，离子交换过程是一种可逆反应。

（1）软化器中的离子交换原理：

强酸阳离子Na+形态
离子交换：

$$
R.Na + \begin{array}{c} Ca \\ Mg \\ Na \end{array} \begin{array}{|c} HCO_3 \\ Cl \\ SO_4 \\ SiO_2 \end{array} \Longrightarrow R.Mg + Na \begin{array}{|c} HCO_3 \\ Cl \\ SO_4 \\ SiO_2 \end{array}
$$

再生：

$$
R.Ca/Mg + NaCl \Longrightarrow R.Na + MgCl_2/CaCl_2
$$
$$
(5\% \sim 15\%)
$$

（2）抛光混床中的离子交换原理：H 型的强酸阳离子和 OH 型的强碱阴离子共存于 1 个床体中。

$$R.H + \begin{vmatrix} Ca \\ Mg \\ Na \end{vmatrix} \begin{vmatrix} HCO_3 \\ Cl \\ SO_4 \\ SiO_2 \end{vmatrix} \Longrightarrow R.\begin{vmatrix} Ca \\ Mg \\ Na \end{vmatrix} + R\begin{vmatrix} HCO_3 \\ Cl \\ SO_4 \\ SiO_2 \end{vmatrix} + H_2O$$

（3）再生原理：

$$R\begin{vmatrix} Ca \\ Mg \\ Na \end{vmatrix} + HCl \atop (4\%\sim5\%) \Longrightarrow R.H + \begin{vmatrix} Ca \\ Mg \\ Na \end{vmatrix} Cl$$
（可使用2.5% H_2SO_4）

$$R\begin{vmatrix} HCO_3 \\ Cl \\ SO_4 \\ SiO_2 \end{vmatrix} + NaOH \atop (4\%\sim5\%) \Longrightarrow R.OH + Na\begin{vmatrix} HCO_3 \\ Cl \\ SO_4 \\ SiO_2 \end{vmatrix} Cl$$

3. 离子交换树脂

离子交换树脂是具有交换或吸附离子功能基的有机高分子聚合物（图2-45、图2-46）。

离子交换树脂有以下功能：

（1）软化：以钠型强酸阳离子树脂去除水中的钙镁离子。

（2）除碱：以氢型阳离子树脂去除水中的碱性离子。

（3）除盐：以阳阴离子树脂去除水中的阳阴离子。

（4）精制：以阳阴离子树脂混床去除水中残留的阳阴离子。

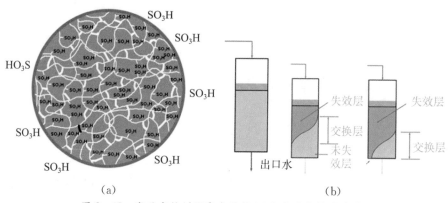

(a)　　　　　　　　　　　　(b)

图2-45　离子交换树脂聚合结构(a)和离子交换层图(b)

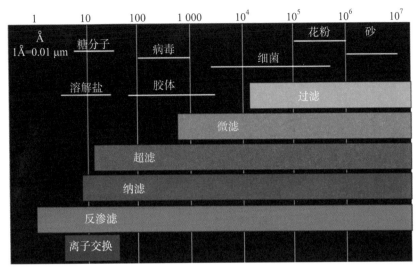

图 2-46　过滤图谱

4. 反渗透原理

反渗透主要用于去除水中的溶解离子。作为独立的去离子装置,它可以单独使用,也可以作为预除盐装置。渗透是自然界水分子透过半分离膜从低浓度溶液向高浓度溶液转移的过程。

(1) 反渗透(RO):加压使水分子透过半分离膜从高浓度向低浓度溶液转移的过程。

反渗透膜是一种由合成材料制成的半渗透物质,有醋酸纤维和聚酰胺2种。

(2) 分离过程:在反渗透过程中,水分子和离子同时通过膜体表面,水分子流速较高,离子流速较低,这种速度差使水分子和离子分离。

(3) 渗透压:在膜表面,浓水和淡水之间形成一种压力差,即渗透压。

(4) 工作过程:通过高压水泵施加大于膜渗透压力的渗透压,使水分子的转移方向同自然渗透的方向相反,通过侧向流动带走浓缩的盐类(浓缩水),如图 2-47 所示。

通过反渗透可以去除水中的杂质,包括 Na^+、Ca^{2+}、Cl^-、SO_4^{2-} 等离子、CO_2、SiO_2、B 等物质以及微粒大于 $0.001\,\mu m$ 的微生物。过滤包括直接过滤和侧向流 2 种方式。

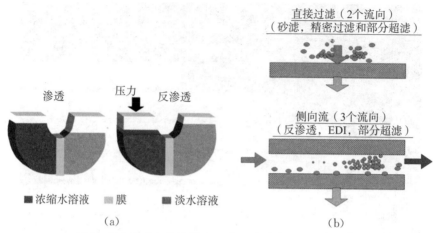

图 2-47　渗透与反渗透原理图(a)和过滤的 2 种方式(b)

5. EDI

EDI 的英文全称为 electro-deionization，即连续电脱盐装置或填充式电渗析装置。

EDI 膜堆内部包含的主要部件有：淡水区的离子交换树脂、阴离子膜、阳离子膜、浓水区、电极，如图 2-48(a)所示。

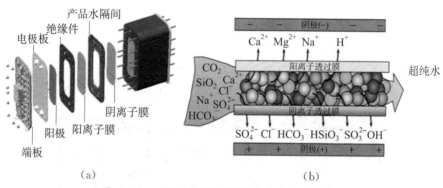

图 2-48　EDI 结构图(a)EDI 内离子流动图(b)

EDI 膜堆的主要参数。产水电阻率：$17\sim18$ MΩ/cm；进水电导率要求：$<60\,\mu$S/cm；正常回收率：$90\%\sim95\%$；进水硬度：<1.0 mg/L $CaCO_3$；

进水流量：2.8~4.1 m³/h；进水压力：2.7~6.8 bar；电能消耗：0.32~0.66 kW/m³。

　　阴阳离子交换膜之间由混合离子交换树脂占据的空间称为淡水室。将一定数量的 EDI 单元罗列在一起，使阴离子交换膜和阳离子交换膜交替排列，在离子交换膜之间添加特殊的离子交换树脂，其形成的空间称为浓水室。在给定的直流电压的推动下，在淡水室中，离子交换树脂中的阴阳离子分别向正、负极迁移，并透过阴阳离子交换膜进入浓水室，同时给水中的离子被离子交换树脂吸附而占据由于离子电迁移而留下的空位。离子的迁移和吸附是同时发生的。通过这样的过程，给水中的离子在穿过离子交换膜进入浓水室的过程中被去除而成为除盐水。

　　带负电荷的阴离子(如 OH^-、Cl^-)被正极(＋)吸引而通过阴离子交换膜，进入邻近的浓水室。此后，这些离子在继续向正极迁移的过程中遇到邻近的阳离子交换膜。而阳离子交换膜不允许阴离子通过，这些离子被阻隔在浓水室中。淡水流中的阳离子(如 Na^+、H^+)以类似的方式被阻隔在浓水室。在浓水室，透过阴阳膜的离子维持电中性。EDI 组件电流量和离子迁移量成正比。电流量由 2 部分组成，一部分源于被除去离子的迁移，另一部分源于水本身电离产生的 H^+ 和 OH^- 离子的迁移，如图 2-49 所示。

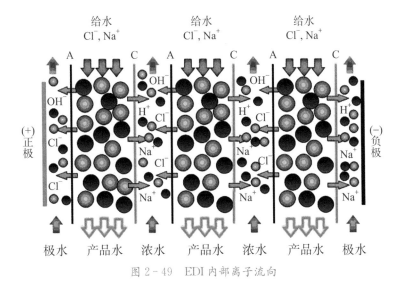

图 2-49　EDI 内部离子流向

在 EDI 组件中存在电压梯度,在其作用下,水会电解产生大量的 H^+ 和 OH^- 离子。这些 H^+ 和 OH^- 离子对离子交换树脂有连续再生的作用。

6. UV 紫外杀菌技术

UV 是紫外线(ultraviolet)的简称。UV 范围为 100~400 nm。UV-A(长波紫外线)为 315~400 nm;UV-B(中波紫外线)为 280~315 nm;UV-C(短波紫外线)为 200~280 nm;Vacuum UV(真空紫外线)为 100~200 nm($1 nm=10^{-9} m=10 Å$),如图 2-50 所示。

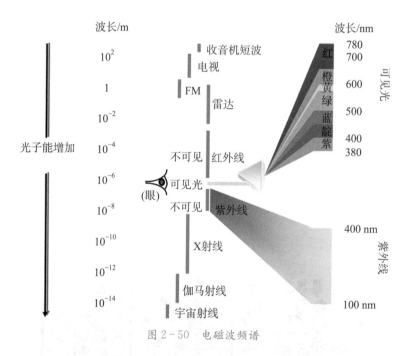

图 2-50 电磁波频谱

185 nm 波长的紫外线用于 TOC 去除。254 nm 波长的紫外线用于消毒。

UV 能量的计算为 $E=\dfrac{hc}{\lambda}$。式中,E 为光速的能量;h 为普朗克常数 6.62×10^{-34} J/s;c 为光速 2.99776×10^8 m/s;λ 为光线的波长,单位为 nm。

UV 在水处理技术中的应用包括:消毒、TOC 去除、臭氧分解、氯及氯胺的去除。

UV 消毒的优势：快速（只需几秒）、没有有害有毒物生成、不需要化学品储备、不改变水的化学属性（如 pH、色度、味道、气味等）。

UV 去除 TOC 的原理：

$$\text{TOC} + \text{UV} \longrightarrow CO_2 + H_2O$$

185 nm 光线产生羟（基）氢氧基帮助氧化分解碳水化合物。绝大多数有机物被分解为 CO_2 和 H_2O，其他被离子化，它们可以非常容易地被下游离子交换设备和 UV 去除。

UV 去除 TOC 的化学原理：

$$H_2O + 185 \text{ nm UV} \longrightarrow H^+ + OH^-$$

羟（基）氢氧基帮助氧化分解碳水化合物。光化学反应：

$$HCOOH + OH^- \longrightarrow CO_2 + H_2O$$

使用 UV 去除 TOC 后可能会造成电阻率下降和有机物离子化、产生 CO_2、管道退化等问题，通过在 UV 设备后增加离子交换设备、增加脱气塔和脱气设备、使用紫外线捕捉器等方法解决以上问题。

7. 纯水系统在加速器冷却水水系统中的应用

(1) 前处理系统：如图 2-51 所示，前处理系统包含原水进水阀、原水泵 A/B、反洗泵、多介质过滤器 A/B、软水机过滤器 A/B、活性炭过滤器 A/B、PAC 加药机、进出水电动阀、原水箱等设备。

原水进水阀在原水箱中液位以下开，在高液位关，过滤水箱中液位时启动 1 套前处理系统，过滤水箱液位以下时，2 套前处理系统同时启动，过滤水箱高液位时停止。

2 套前处理系统轮流故障切换。2 套系统运行中，有反洗状态的，启动另 1 套，原水箱液位处于低液位及以下时，则原水泵及反洗泵停止运行。

(2) RO 系统（含两级 RO）：RO 系统包括过滤水泵、NaOH 加药机、一级 RO 高压泵、RO 冲洗阀、RO 进水阀等以及二级 RO 高压泵等设备。两级 RO 高压泵工作方式相同，监控界面如图 2-52 所示。

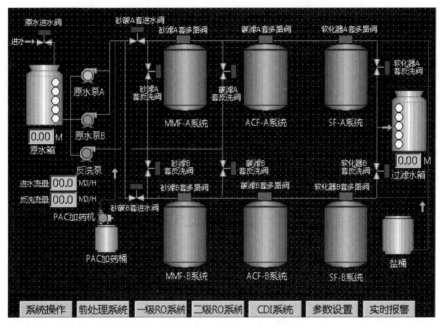

图 2-51　纯水前处理系统

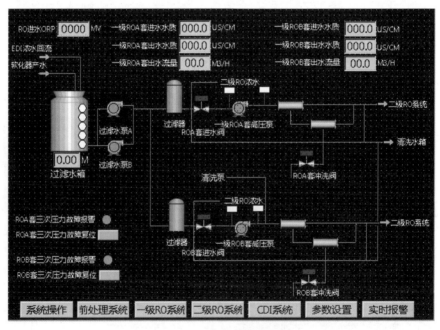

图 2-52　RO 系统监控界面

RO水箱中液位时启动1套RO系统,过滤水箱液位低以下时,2套RO系统同时启动,RO水箱高液位时停止。2套RO系统轮流、故障切换。

2套系统运行中,过滤箱液位低以下时,RO系统所有水泵停止运行。NaOH加药泵跟二级RO高压泵联动。NaOH加药机频率由pH设定值控制。

(3) CDI及纯水供水系统:包括CDI送水泵、CDI、纯水输送泵、UV杀菌机等状态以及部分仪表的信号采集系统。监控界面如图2-53所示。

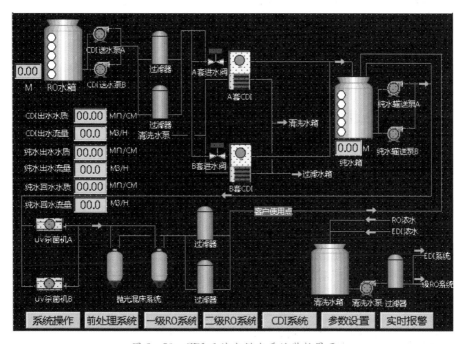

图2-53　CDI及纯水供水系统监控界面

纯水水箱中液位时启动1套CDI系统,纯水水箱液位低以下时2套CDI系统同时启动,纯水水箱高液位时停止。2套CDI系统轮流、故障切换。

2套系统运行中,RO水箱液位处于低以下时,CDI系统所有水泵停止运行。

纯水输送泵根据设定时间及故障切换,在纯水箱液位低以下时停止运行,同时杀菌机和纯水输送泵联动。

2.3.4 冷却水系统案例分析

1. 同步加速器冷却水温度控制精度的提升

质子重离子加速器系统复杂,冷却水作为其内部传热介质,运行精度直接影响加速器的运行状态。此类大型装置的冷却水系统一般采用多次换热的方式,运用 PID(比例、积分、微分)、模糊控制等方法可以实现水温的精确控制。但在不同加速器运行的过程中,发热量及热量变化规律有所不同,温度控制方法也有所差异。

重离子医院使用的质子重离子同步加速器在同步环内实现射线能量的可选能量输出,输出能量由物理治疗计划决定。在射线能量变化时,同步加速器高频谐振,磁铁、电源部件发生不规则热量变化。这些热量均由循环冷却水带走。为了实现热量传递,采用3层闭式循环水结构。一次水为流进加速器内部的循环水;二次水通过密闭式冷却塔实现自然冷却;三次水使用大功率冷冻机,提供大负载状态下的可控冷量。各层循环水之间利用板式换热器进行热交换,通过调整阀门的开度来调整换热流量,实现温度精确控制。

程序控制方法采用多点输入变量与 PID 相结合的控制方法。控制程序引入同步加速器冷却水的出水温度,将此温度与设定阈值做比较,以判定负载状态。当温度大于该阈值时,降低设定控制温度,提前加大阀门开度,提供大负载状态下的冷量。同时,结合 PID 控制方法,达到水温的精确控制。

为减少回水温度不规则变化产生的温度峰值,考虑现场设备布局等因素,增加回水端的水箱容量以提高温度缓冲能力。

同步加速器冷却水系统的温度控制限值设定为 $27\pm1℃$,如果超出这个限值,则判定为超温,每超温一次,运行监控人员将记录一次异常数据,记录的异常次数与系统中其他类型的异常次数一起进行故障的分类统计。以该类故障次数除以总故障次数作为该类故障比例。

在同步加速器满负载时,通过加速器后的一次水回水温度为最高 $39.16℃$,换热后的一次水水温控制在 $27\pm1℃$。同步加速器一次水总流量为 $115.62\,m^3/h$,总换热量为 $1635\,kW$,一次水子系统总水容量为 $6.3\,m^3$。

与一次水换热的二次水水温控制在 $24℃$ 左右,换热后水温最高为 $29℃$,二次水与一次水换热总流量为 $281.18\,m^3/h$。

冷源冷冻水换热前温度为 12℃,换热后温度最高为 17℃,与二次水的换热量为 1 466.42 kW。考虑到二次水冷却塔的自然换热能力,且加速器常规运行时处于满负载状态,以上换热参数能够满足系统热量传递的要求。

T527 为同步加速器冷却水的出水温度采样点,T501 为经过换热后的温度采样点,M017 为控制二次水与一次水换热的阀门,M012 为控制三次水与二次水换热的阀门,T1 为温度阈值。

经调试后,认为将 T1 值设定为 31℃为最优。当 T527 高于 31℃时,表明系统已经处于大负载状态,当 T527 不高于 31℃时,系统处于一般负载状态或待机状态。当 T527 高于 31℃时,控制目标 T501 温度设定值自动降低0.3℃,二次水控制目标 T024 温度设定值自动降低 2℃。调试结果表明,该方法既能有效检测到加速器负载变化,又能对加速器运行状态进行区分,达到温度预测的效果。

在原有的一次水回水端 2.5 m³ 的闭式水箱的基础上,加装 3 m³ 闭式水箱,扩大回水端水箱缓冲容量。实施增加 3 m³ 闭式水箱扩容改造后,温度缓冲能力得到了较大提高。如图 2-54 所示温度曲线,26~28℃之间的曲线为同步加速器冷却水温度控制曲线,峰值较高的曲线为加速器出口水温度曲线,峰值较低的曲线为经过水箱缓冲后的水温度曲线;图 2-54(a)为增加水箱之前的曲线截图,图 2-54(b)为增加水箱后的曲线截图,可以发现,在近似负载状态下,增加水箱后,经水箱缓冲后的峰值明显降低。

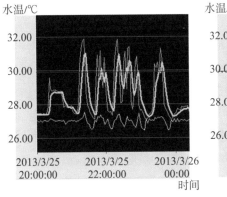 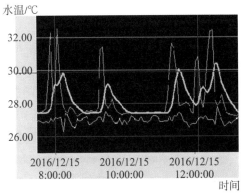

(a) 扩容前   (b) 扩容后

图 2-54 增加闭式水箱前后缓冲水温比较

通过数据统计发现,对于 32℃ 左右的同步加速器,冷却水负载峰值的消除能够达到约 2℃。表 2-12 所示为水箱扩容改造前后,回水端温度峰值消除对比。

表 2-12 回水端温度峰值消除对比表

序号	回水温度峰值/℃	温度缓冲后峰值	
		扩容前/℃	扩容后/℃
1	28.12	27.82	27.71
2	29.06	28.81	28.40
3	30.08	29.72	28.9
4	31.12	30.51	29.31
5	32.05	31.10	29.95
6	33.13	32.2	31.20

对临床治疗的控制曲线进行监测发现,正常治疗时,同步加速器回水温度峰值主要集中在 30~33℃ 之间,水箱扩容后,通过缓冲后的回水温度峰值在 28.9~31.2℃ 之间。

图 2-55 所示为同步加速器冷却水系统温度控制曲线对比图,图 2-55 (a)为控制程序优化和增加闭式水箱之前的控制曲线,图 2-55(b)为控制程序优化和增加闭式水箱之后的控制曲线。上面部分温度较高且变化剧烈的曲线为加速器回水温度曲线,26~28℃ 之间的曲线为控制曲线。从控制曲线上可以看出,在优化控制和水箱扩容之后,曲线稳定性明显增强,在 27±1℃ 目标值以内。

重离子医院现场管理人员对同步加速器冷却水系统的温度偏离事件的次数进行了统计。在实施优化控制方案及增加水箱容量之前,温度偏离故障占冷却水系统运行中的所有异常问题的 64%;实施优化控制方案及增加水箱容量之后,温度偏离故障降低至 8%,温度控制稳定性得到显著提高。

在 3 层循环水结构的基础上,使用多点输入变量与 PID 控制的方式,较好地完善了控制程序;通过闭式水箱扩容,提高了温度缓冲能力,降低了负载峰值。程序优化及改造工作均有实际成效。如果系统设计时就充分考虑以上问题,将极大地提高系统的设计完善程度。

目前,冷却水系统是各种加速器系统均必须配置的重要辅助系统,在进

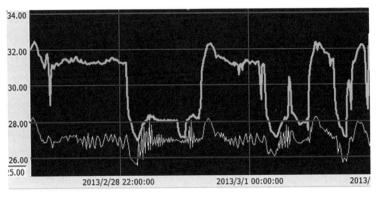

（a）扩容前

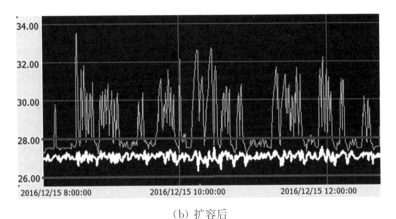

（b）扩容后

图 2-55　同步加速器冷却水系统温度控制曲线对比

行系统整体设计时，必须深入考虑系统的热量交换、控制方式、分层结构等内容。通过热量计算，设计水容量；根据控制精度要求，合理选择控制器及控制方法；根据监测要求，设计监测及数据分析软件。同时，考虑互联网＋、大数据等技术的发展，须在系统设计时结合总线、网络技术，实现与上层管理系统连接。

当然，应用的优化控制方法以及增加闭式水箱以提高温度缓冲能力的方法均是在原 3 层循环水结构的基础上进行的系统完善和改造，如果要更好地实现同步加速器温度控制，须从结构设计上重新考虑管道的布局方式。串级的管道布局方式是一种可以借鉴的方法。与单回路的控制方式不同，串级控制在结构上增加了控制回路，形成了 2 个或更多的回路，副回路可以粗调温度，达到消除峰值的目的，结合主回路的精确控制，实现高精度的温度控制目标。

2. 纯水分析系统优化

IONTRIS 射线能量最高可达 430 MeV/u，按照我国射线装置分类标准，属于 I 类射线装置。为满足辐射防护要求，束流加速及传输设备必须安装在密闭区域内，并设置严格的辐射屏蔽。为实现加速器部件散热良好，采用循环水在电磁装置内部循环流动散热的方式，用于粒子束流加速方向控制的二级磁铁、四级磁铁、六级磁铁的绕线采用中空设计，内部通过循环冷却水流动散发运行过程中产生的热量。因为磁铁绕线带电，所以循环水使用低电导率水，须控制电导率小于 2 μs/cm，否则将引起加速器部件损坏。为此，如何进行纯水制水及循环过程电导率的监控，是运行管理的一个重要内容。其次，纯水处理过程中须使用如滤芯、反渗透（RO）膜、去离子树脂、连续电除盐模块（CID）等耗材，在满足系统良好运行的同时，提高耗材的使用效率也是十分重要的。

纯水的制备过程主要是去除水中杂质和盐，盐一般以离子的形式存在于水中，其中阳离子有 Ca^{2+}、Mg^{2+}、K^+、Na^+ 及少量的铁锰离子，阴离子有 HCO_3^-、Cl^-、SO_4^{2-}、NO_3^- 等，水的纯度越高，其含盐量越低。重离子医院使用的纯水制备工艺过程包括多介质过滤、活性炭过滤、软化、RO、CDI、UV 杀菌、树脂抛光几个过程，除去水中的杂质和盐分，处理后的实际电导率能够达到低于 100 nS/cm 的标准，优于 IONTRIS 对循环水的基本要求。

各工艺过程均设置双路设备运行，当任意一路出现异常时，另一路可自动切换至运行状态。各主要工艺过程的原理为：多介质过滤器利用石英砂作为介质，除去悬浮杂质及铁锈。活性炭过滤器利用活性炭的吸附能力，提高水的净化程度，可使余氯含量小于 0.1×10^{-6} mg/L，同时，活性炭能除去水中的异味、有机物、胶体，对于降低水的浊度、色度有较好作用。软化器通过去离子树脂降低水的硬度。RO 装置利用循环水泵的压力使水通过 RO 膜进行分离，去除水中的溶解盐、胶体、细菌等杂质。CDI 装置的工作原理是：阴离子交换膜只允许阴离子通过，阳离子交换膜只允许阳离子通过，在 1 对阴阳离子交换膜之间充填混合离子交换树脂就形成 1 个 CDI 单元，通过此装置,可进一步提高水的纯度。UV 杀菌装置利用 254 nm 紫外线灯管进行总有机碳(TOC)指标的控制,有杀菌、除氯的效果。经过 UV 杀菌后的纯水再经过抛光混床,在抛光树脂的作用下,进一步降低电导率。

在重离子医院质子重离子加速器内,冷却水系统包括离子源、直线加速器、同步加速器、射频、高能输运线等几个内循环水部分。在内循环水系统中,在循环水泵两端并联在线抛光混床,内部添加去离子树脂,实现在线的离子去除。同时,在每个子系统中安装电导率监控仪表,在线监测内循环水电导率数值。同时将数据接入分析系统中,在线实时监控内循环水电导率数据。

多介质与活性炭过滤器:安装在线流量计,记录流量数据,分析软件中设定累积流量报警值。当达到该数值时,提醒人为更换过滤介质。报警值可根据运行经验修改。

RO 装置、CDI 装置、抛光混床前后的过滤器:为避免残留固体颗粒以及细菌造成 RO 膜、CDI 的污堵,在 RO 装置、CDI 装置前、抛光混床前后分别安装过滤器。通过在过滤器前后安装压力变送器,实时记录进出口压力,系统自动计算压差,当压差大于设定值时,系统自动报警,提示更换滤芯。

RO 装置:在 RO 膜前后安装压力变送器,记录跨膜压差;通过电导率仪记录电导率曲线;通过在线流量计记录产水流量值和累计流量值。当运行压差高于报警值或电导率高于设定值或在运行状态时产水流量低于设定值时,系统报警提示进行 RO 膜的清洗或更换。

CDI 装置:在淡水室和浓水室安装压力变送器,实时记录运行压力,分析压差,当压差值高于设定压差时,系统报警提示进行 CDI 保养;实时记录产水电阻率值,若电阻率下降至设定值,系统报警提示进行 CDI 保养;实时记录运行电流及电压值,通过电流及电压计算电阻值,当电阻值增加至设定值时,系统报警提示进行 CDI 保养。

UV 装置:实时记录累积时间。当累积时间达到设定值,系统报警提示更换灯管。

在线抛光混床:实时记录产水电导率值,若产水电导率大于设定值时,系统报警提示更换树脂。或运行人员观察到电导率曲线有明显上升趋势时,更换树脂。

控制系统选用西门子 S7 - 300PLC,采用 STEP7 软件完成 PLC 控制程序的编写。上位机监控软件采用 WINCC 集成开发平台完成监控系统及数据分析曲线界面的开发。

现场运行人员根据监控数据的状态及报警值更换耗材,同时,记录耗材的更换量。对比分析系统运行前后的耗材使用经济性,进行应用效果评估。评估方法为:比较分析系统应用前后的平均单月耗材成本,评估实际效果。

为了实现对压差数据变化趋势的监控,针对主要过滤材料(如过滤器、RO 装置等)设置压差监控曲线,如果发现压差出现明显上升的趋势,应及时更换过滤材料。图 2-56、图 2-57 所示为实时监控的数据曲线。

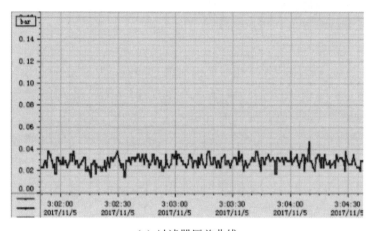

(a) 过滤器压差曲线

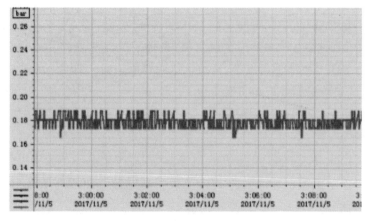

(b) 一级 RO 压差

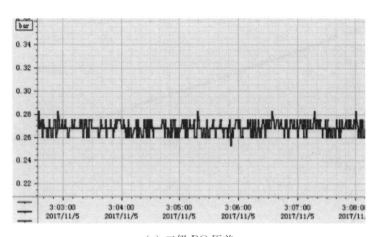

（c）二级 RO 压差

图 2-56　压差监控曲线

　　为了实现离子交换树脂使用状态的监控，及时发现树脂失效，针对在线抛光混床设置电导率监控曲线。图 2-57 所示为抛光混床在线电导率监控曲线，当去离子树脂失效时，循环水会出现如图 2-57 中（a）所示的上升趋势，当进行树脂更换后，循环水电导率会逐渐下降至稳定，如图 2-56 中（b）所示。因纯水分析系统涉及的监控曲线较多，此处不再详细列举，曲线展示的基本原则是按照本文前述的方法进行的。通过曲线展示，便于监控人员及时发现数据变化趋势，从而进行耗材的更换或故障的处理。

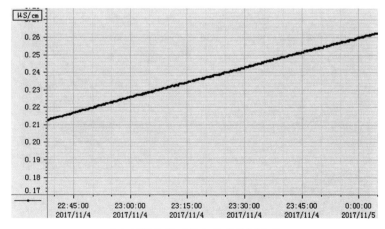

（a）树脂失效时的电导率控制曲线

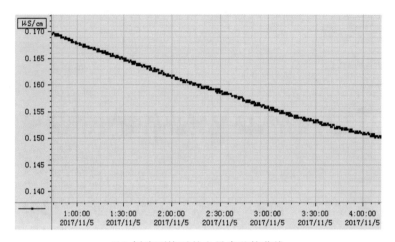

（b）树脂更换后的电导率监控曲线

图 2-57　抛光混床在线电导率监控曲线

　　为了便于查询实时运行状态，在分析系统中设定功能参数及数据查询界面。图 2-58 为水泵、多介质过滤器、活性炭过滤器的运行参数设定界面；

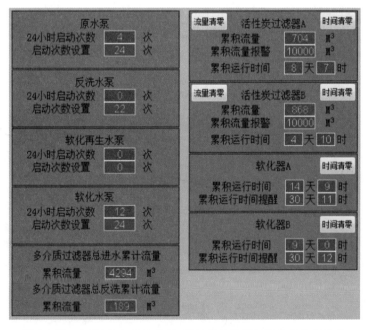

图 2-58　水泵、多介质过滤器、活性炭过滤器运行参数设定界面

图 2-59 为 CDI 功能参数设定及查询界面,可通过这些数据监控界面查询系统内的设备运行状态及设定报警参数;图 2-60 为反渗透(RO)装置运行数据监控及参数设定界面。

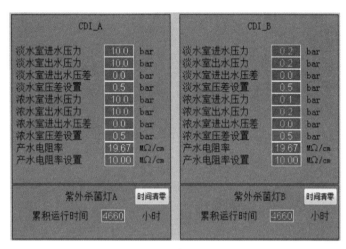

图 2-59　CDI 功能参数设定及查询界面

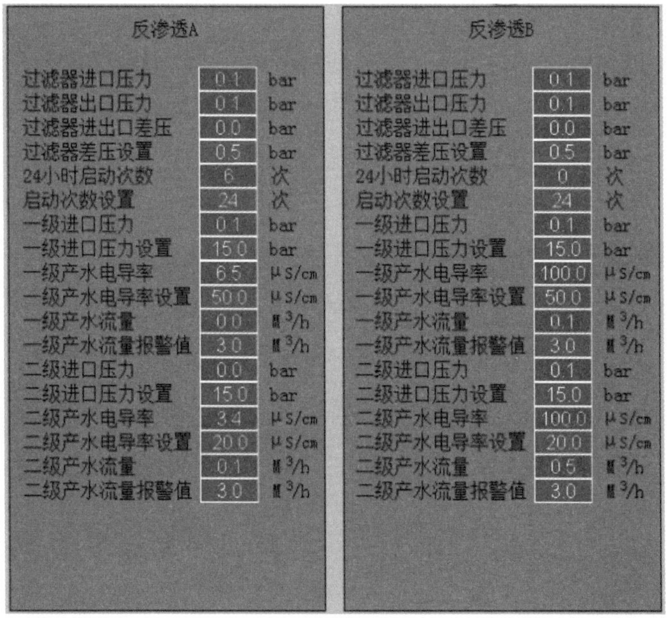

图 2-60　反渗透(RO)装置运行数据监控及参数设定界面

为了让监控人员及时发现报警信息，在分析系统中设置报警信息查询界面(图 2－61)，在故障信息列表中可以清晰地看到系统参数偏离或设备故障发生的具体时间以及持续时间。

日期	时间	消息文本	持续时间
2017/11/4	10:18:14 上午	CDI_B浓水进出水压差高	2520:27:52
2017/11/4	10:18:14 上午	终端过滤器压差高	2510:50:41
2017/11/4	10:18:14 上午	一级RO_A过滤器压差高	2520:26:23
2017/11/4	10:18:23 上午	终端过滤器压差高	2510:50:50
2017/11/4	10:18:23 上午	终端过滤器压差高	00:00:00
2017/11/4	10:19:41 上午	一级RO_A过滤器压差高	2520:27:50
2017/11/4	10:19:41 上午	一级RO_A过滤器压差高	00:00:00
2017/11/4	01:12:26 下午	终端过滤器压差高	02:54:02
2017/11/4	01:12:26 下午	一级RO_A过滤器压差高	02:52:45
2017/11/4	01:13:40 下午	一级RO_A过滤器压差高	02:53:59
2017/11/4	01:13:40 下午	一级RO_A过滤器压差高	00:00:00
2017/11/4	02:15:11 下午	终端过滤器压差高	03:56:48
2017/11/4	02:15:11 下午	终端过滤器压差高	00:00:00
2017/11/4	04:57:41 下午	终端过滤器压差高	00:00:00
2017/11/4	04:57:41 下午	一级RO_A过滤器压差高	00:00:00
2017/11/4	04:57:41 下午	RO2A高压泵24小时启动频繁	00:00:00
2017/11/4	04:57:41 下午	RO2B高压泵24小时启动频繁	00:00:00
2017/11/4	05:10:28 下午	RO2A高压泵24小时启动频繁	00:00:00
2017/11/4	05:10:28 下午	RO2B高压泵24小时启动频繁	00:00:00
2017/11/4	05:10:28 下午	终端过滤器压差高	00:00:00
2017/11/4	05:10:28 下午	一级RO_A过滤器压差高	00:00:00

图 2－61 报警信息查询界面

重离子医院在 2016 年 4 月将完成纯水分析系统的开发并上线使用，应用该系统后，现场运行人员对纯水系统故障处理及耗材更换的及时性明显提高。为了评估其实际应用效果，对耗材的使用进行了统计，并对分析系统应用前后的经济性进行评估。统计纯水分析系统应用前的 36 个月(2013 年 5 月—2016 年 4 月)与系统应用后的 12 个月(2016 年 5 月—2017 年 4 月)的耗材用量，计算单月成本，进行对比，如表 2－13 所示。

表 2－13 纯水分析系统应用前后耗材经济性评估表

耗材	单价/元	单位	应用前36个月总用量	应用前36个月总价/元	应用前单月成本/(元/月)	应用后12个月总用量	应用12个月后总价/元	应用后单月成本/(元/月)
石英砂	1500.00	吨	5.60	8400.00	233.33	0.00	0.00	0.00
椰壳活性炭	15000.00	吨	3.90	58500.00	1625.00	1.30	19500.00	1625.00
软化树脂	50.00	升	1400.00	70000.00	1944.44	700.00	35000.00	2916.67

（续表）

耗材	单价/元	单位	应用前36个月总用量	应用前36个月总价/元	应用前单月成本/（元/月）	应用后12个月总用量	应用12个月后总价/元	应用后单月成本/（元/月）
软水盐	5.00	千克	3 200.00	16 000.00	444.44	800.00	4 000.00	333.33
RO膜	5 000.00	个	72.00	360 000.00	10 000.00	0.00	0.00	0.00
5μ30″滤芯	85.00	个	186.00	15 810.00	439.17	36.00	3 060.00	255.00
1μ30″滤芯	250.00	个	60.00	15 000.00	416.67	12.00	3 000.00	250.00
CDI模块	50 000.00	个	2.00	100 000.00	2 777.78	0.00	0.00	0.00
紫外杀菌灯	1 600.00	个	6.00	9 600.00	266.67	2.00	3 200.00	266.67
抛光树脂	168.00	升	1 500.00	252 000.00	7 000.00	250.00	42 000.00	3 500.00
0.1μ滤芯	2 500.00	个	60.00	150 000.00	4 166.67	12.00	30 000.00	2 500.00
1μ40″滤芯	400.00	个	420.00	168 000.00	4 666.67	80.00	32 000.00	2 666.67
总计	—	—	—	1 223 310.00	33 980.00	—	171 760.00	14 313.00

统计结果显示，分析系统应用前的单月耗材成本为 33 980 元/月，应用后为 14 313 元/月，系统运行经济性明显提升。

通过纯水分析系统的应用，现场运行人员能更加清晰地查看系统运行的状态，并能根据数据曲线预测维护保养及耗材更换的时间。系统的设计及应用提高了系统分析及诊断的能力；同时，对耗材成本的控制起到了积极的作用。当然，由于分析系统的应用时间还较短，对于成本分析的精确性还有待数据长时间累计后进一步验证。

3. 质子重离子加速器冷却水系统停机故障预防与应急优化

IONTRIS 结构庞大，其辅助设施，如循环冷却水、配电、环境 HVAC、辐射安全系统（PSS）等均由我国自主设计。IONTRIS 对冷却水的运行稳定性要求较高，要求全年开机率达到 99.9% 以上。IONTRIS 为防止水流量不稳定造成内部过热，在冷却水各供水支路均设置流量连锁开关。实验发现，冷却水压力在 0.02 MPa 以上即自动触发连锁引起 IONTRIS 停机。故障统计发现，冷却水异常造成 IONTRIS 停机故障的主要原因有外电网波动、水泵故障、定压装置故障及循环水泄漏。为此,须分析造成这些故障的根本原因,并提出应对方案,完善 IONTRIS 的运行保障体系。

1)冷却水系统异常造成 IONTRIS 停机的故障统计

(1)外电网波动停机:2014 年监测到外电网波动 9 次,造成 IONTRIS 停机 3 次;2015 年监测到外电网波动 12 次,造成停机 4 次;平均每次停机时间为 30～60 min,2014—2015 年因外电网波动造成停机 265 min。实验发现,外电网电压下降 17% 即造成冷却水水泵运行频率下降,从而引发 IONTRIS 流量连锁停机。

(2)水泵故障停机:2014 年共发生冷却水水泵故障 11 次,造成 IONTRIS 停机 3 次;2015 年水泵故障 13 次,造成停机 2 次。因水泵均设置冗余,平均每次停机时间约为 30 min,2014—2015 年因水泵故障共造成停机 150 min。

(3)定压装置故障停机:2013—2015 年共发生定压装置故障 8 次,造成 IONTRIS 停机 2 次,每次停机约 30 min,共停机 60 min。因原设计中定压装置无冗余,一旦故障不能及时修复,将可能造成长时间停机,虽然 2 次故障未造成长时间停机,但定压装置故障的潜在风险较大。

(4)水泄漏停机:2012 年 6 月—2015 年 12 月,共发生水泄漏 12 次,造成 IONTRIS 停机 6 次,其中加速器区域内的大规模泄漏。水泄漏平均每次处理时间约为 120 min,共造成停机 720 min。

(5)其他故障:如温度偏离、信号干扰等,虽对系统稳定性造成影响,但不会造成停机,可通过其他方法研究改进方案。

2)故障预防与系统优化方案

重离子医院工程师对成套电压补偿器进行了研究,决定在质子重离子区配电系统中针对冷却水系统及 IONTRIS 增设一套 SAG FIGHTER 电压补偿器,以应对外电网电压波动的影响。

SAG FIGHTER 包含三相变压器,变压器的每个二次绕组串联于输入线路和负载之间。通常情况下,其运行处于监控状态,变压器的初级绕组通过可控硅整流器(SCR)连接,负载电流流过变压器的二次绕组。SAG FIGHTER 对三相平衡输入电压中的输入电压波形相角偏差进行监控。发现由电压暂降造成的相角偏差,在 2 ms 内通过逆变电路为串联变压器的初级绕组注入补偿电压。补偿电压以数、形、相位角方式合成,所以,当串联异常输入电压时,就形成了三相平衡电压。当正常三相输入电压重新接入电压补偿器时,逆变电路断开,恢复到监控状态。

SAG FIGHTER 主要电压补偿参数为:单相或双相市电电压暂降至剩余电压的 30% 时,校正至额定电压的 100%;三相市电电压暂降至剩余电压的 60% 时,校正至额定电压的 100%。

振动检测的原理是,通过分析旋转设备的时域波形和频域波形,诊断潜在问题。研究表明,通过振动波形可判断 90% 以上的故障特征。水泵经过长时间的运转,易出现轴承和机械密封等部件的磨损,而这些磨损难以通过肉眼观察发现。此外,在水泵拆卸保养或维修时,技术人员因经验不足或操作失误造成的安装偏差也会影响水泵运行稳定性。所以,机械振动检测可协助技术人员发现隐藏的问题。

检测方法:在水平方向、垂直方向及轴向分别安装振动传感器,获取振动曲线,图 2-62 所示为传感器安装位置。水平方向数据异常,可初步判断问题为风机叶片折断或配重物松动;垂直方向数据异常,可初步判断问题为地脚松动、基座异常或轴承间隙变大;轴向数据异常,可判断问题为旋转轴中心偏移、齿轮磨损、安装松动或旋转轴弯曲。

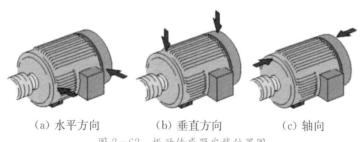

（a）水平方向　　　　（b）垂直方向　　　　（c）轴向

图 2-62　振动传感器安装位置图

振动强度参考国际标准 ISO10816-3。如图 2-63 所示,15~300 kW 的水泵的机械振动范围:0~1.5 mm/s 为可接受;1.5~4.5 mm/s 为状态较差;>4.5 mm/s 为状态极差,急需维修。

为维持系统压力恒定,在每一个循环水子系统的回水端,均设置一台定压装置。重离子医院冷却水系统采用 Reflex 空压式隔膜定压装置,每台定压装置与纯水供水系统连接,实时调整在线压力,实现系统压力恒定。当定

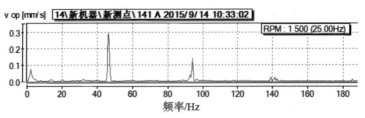

（a）正常曲线，振动峰值为 0.3 mm/s，在正常振动范围内

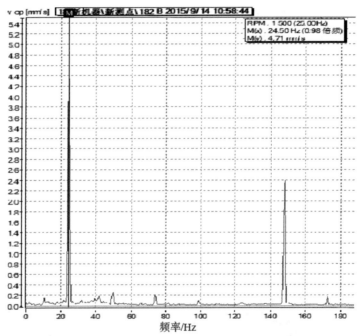

（b）异常曲线，振动峰值达到5.4 mm/s以上，已明显超出正常值

图 2-63　振动测量曲线图

压装置出现故障时，系统压力将无法稳定。为此，增设一台应急定压装置，通过管路与各子系统定压装置连接。当任意一台在线定压装置故障时，应急定压装置（即自动匹配定压值）与故障的在线定压装置一致，并通过阀门切换与该子系统连接，满足应急要求。

　　IONTRIS需要冷却的部件遍布系统的各个位置，连接管路复杂，泄漏问题难以杜绝。如果泄漏不能被及时发现，则可能引发严重的安全问题。为此，增设泄漏应急系统，通过实时检测各子系统回水端压力值及定压装置累积补水时间来判断系统是否有泄漏。检测到泄漏信号后,触发停机连锁,关闭水泵及各支路进出水阀门,减少泄漏影响。

3) 应急方案实施的效果

电压补偿器投入使用后,于 2016 年 11 月 6 日监测到一次电网波动,电压跌落到额定电压的 80%,波动持续时间为 84 ms,电压补偿器有效地将电压补偿到额定电压,未造成停机。因目前电压补偿器的安装完成时间较短,其对于外电网波动的补偿效果还在持续监控中。

按照 ISO10816-3 的振动基准值,于 2015 年 9 月和 2016 年 8 月对冷却水系统的 21 台威乐水泵(功率在 15～55 kW 之间)进行了 2 次振动测量。2015 年的测量发现 2 台需要立即维修的水泵,2 台状态较差的水泵;2016 年的测量发现 4 台水泵需要立即维修,2 台水泵状态较差。基于振动测量标准,水泵维护工程师进行了拆卸维修,排除了隐藏问题,避免了故障停机。

定压装置的供水均取自纯水系统循环供水管路。在定压装置与每个子系统的连接点设置 2 个阀门,当某系统的在线定压装置故障时,关闭该故障定压装置与系统连接的阀门,开启与应急定压装置连接的阀门(图 2-64),并匹配应急定压装置的定压值与故障应急定压装置一致。如直线系统定压装置故障时,其应急切换过程如下。

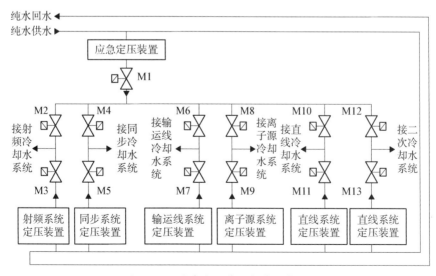

图 2-64　应急定压装置与系统连接图

（1）关闭直线系统定压装置与系统的连接阀门 M11。

（2）应急定压装置匹配定压值与直线系统定压装置一致。

（3）开启阀门 M1，待应急定压装置压力稳定。

（4）开启应急定压装置与直线系统连接阀门 M10，完成应急切换，整个切换过程全自动完成。

应急定压装置监控界面如图 2-65 所示。

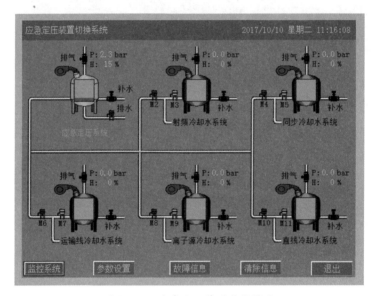

图 2-65　应急定压装置监控界面

泄漏监测及应急系统实时监测各子系统的回水端压力及定压补水装置的补水开关信号。

根据图 2-66 所示的应急定压装置无泄漏切换压力曲线图，泄漏应急系统触发条件如下。

（1）如果回水端压力低于设定值时，触发应急模式。离子源、输运线、同步环以及直线加速器 4 个系统的回水端设定压力下降 1 bar 为触发条件，射频系统回水端设定压力降至 0.1 bar 为触发条件。为防止压力传感器故障造成误触发，压力值取同一段管道的 2 个压力传感器数据。

（2）如果检测到任何一个定压装置处于补水状态，开始计时。如果任一子系统出现连续 6 min 的补水信号，触发应急模式。

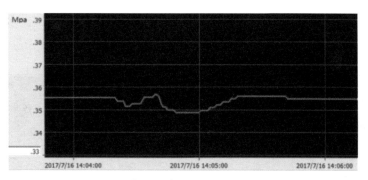

图2-66　应急定压装置无泄漏切换压力曲线图

该触发功能须建立在定压装置稳定运行的基础上,如果定压装置补水开关故障将可能误触发,所以该触发条件的适用性目前还在持续追踪和研究。

系统进入泄漏应急模式后,将信号发送至IONTRIS。IONTRIS收到该信号后,发送确认信号回冷却水系统后。随后IONTRIS自动断电,同时,机房内发出声光报警。

冷却水收到IONTRIS的确认信号后,启动计时器,2 min后关闭离子源、同步加速器、直线加速器以及束流输运系统的冷却水供水;12 min后关闭射频系统冷却水供水。

系统做好应急停机后,由操作人员进行故障修复,泄漏修复完成后进行系统复位。经测试,泄漏应急系统在回水端压力下降至设定值以下时,均能有效地启动应急模式,但对于微小泄漏的识别,重离子医院工程师正在进一步研究应对方案。

2.4　暖通空调系统技术解析

2.4.1　暖通空调系统概述

空调系统夏季冷负荷为5 036 kW,采暖总热负荷为2 252 kW。其中,PT区冷负荷为953 kW,热负荷为230 kW。

空调冷源采用4台克莱门特螺杆式冷水机组,单台额定制冷量为1 386.4 kW。其中2台为水源热泵机组,单台额定制热量为1 430 kW。空调冷水系统的供回温度为 6℃,回水温度为 12℃。冷却水系统的供水温度为 32℃,回水温度为 38℃。空调冷源系统监控界面如图 2-67 所示。

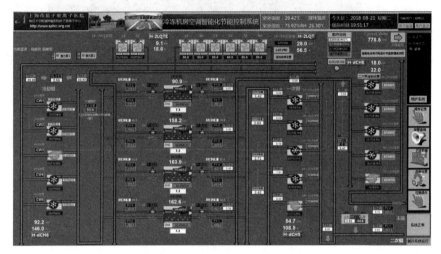

图 2-67　空调冷源系统监控界面

空调热源采用 2 台富士特真空燃气热水锅炉,单台额定制热量为 1 163 kW,空调热水系统的供水温度为 55℃,回水温度为 45℃。空调热源系统监控界面如图 2-68 所示。

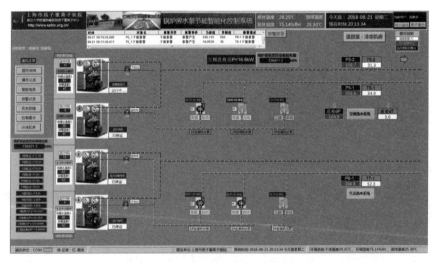

图 2-68　空调热源系统监控界面

PT区采用四管制供回水系统,因热水系统管路阻力相对较大,所以在PT区地下室设置了2台二次热水接力水泵,并采用变频控制,变流量运行。单台水泵流量为61 m³/h,功率为4 kW。

空调冷热水管网根据使用功能分别采用两管制或四管制的供回水系统(图2-69、图2-70)。其中,病房楼、行政楼、地下一层、门诊楼采用两管制供回水系统。地下室放置2台直线加速器治疗室空调、回旋加速器净化空调,PT区域空调采用四管制供回水系统。

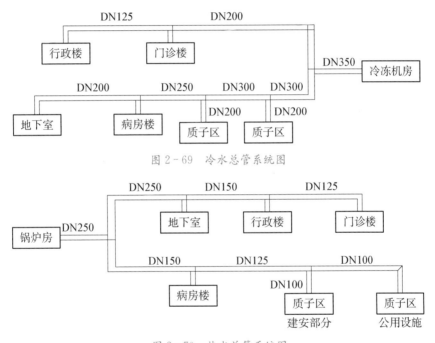

图2-69 冷水总管系统图

图2-70 热水总管系统图

2.4.2 暖通空调能源控制系统

1. 设备构成

重离子医院使用一套高效能源控制系统对主机、水泵、冷却塔、输配管网进行监控,采用可靠的节能控制技术降低设备运行能耗,实现系统的高效运行。图2-71为空调能源管控架构图。表2-14列出了主要受控设备及技术参数。

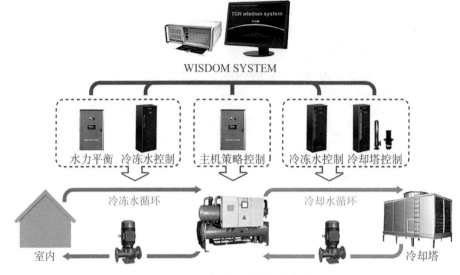

图 2-71 空调能源管控架构图

表 2-14 主要受控设备及技术参数

序号	设备名称	参 数	数量	品牌
1	螺杆式水源热泵机组	制冷：$Q=1386.4\,kW$、$P=260.4\,kW$ 制热：$Q=1430\,kW$、$P=298.4\,kW$	2	克莱门特
2	水冷螺杆式冷水机组	$Q=1386.4\,kW$、$P=260.4\,kW$	1	克莱门特
3	水冷磁悬浮变频离心式冷水机组	$Q=1407\,kW$、$P=224.9\,kW$	1	克莱门特
4	冷冻一次泵	$Q=181\,m^3/h$、$H=14.5\,m$、$N=15\,kW$	3	威乐
		$Q=181\,m^3/h$、$H=18.5\,m$、$N=15\,kW$	2	威乐
5	冷冻二次泵	$Q=181\,m^3/h$、$H=20\,m$、$N=15\,kW$	5	威乐
6	冷却泵	$Q=216\,m^3/h$、$H=27.5\,m$、$N=30\,kW$	2	威乐
		$Q=216\,m^3/h$、$H=24\,m$、$N=22\,kW$	3	威乐
7	真空热水锅炉(空调)	BOV-1000G，制热量 $Q=1163\,kW$	1	富士特
8	真空热水锅炉(空调)	BOV-1300G，制热量 $Q=1510\,kW$	1	富士特
9	真空热水锅炉(生活)	BOV-500G，制热量 $Q=580\,kW$	2	富士特
10	生活热水循环泵	$Q=31.5\,m^3/h$、$H=36\,m$、$N=7.5\,kW$	3	威乐

（续表）

序号	设备名称	参　数	数量	品牌
11	空调热水循环泵	$Q=96.8\,\mathrm{m^3/h}$、$H=24.5\,\mathrm{m}$、$N=15\,\mathrm{kW}$	3	威乐
12	冷却塔	$Q=216\,\mathrm{m^3/h}$、$P=5.5\,\mathrm{kW}\times2$	4	斯频德

2. 能源系统控制平台

能源系统控制平台包括工控机、网络设备、UPS、通信设备、数据库、组态软件、监控软件,如图 2-72 所示。

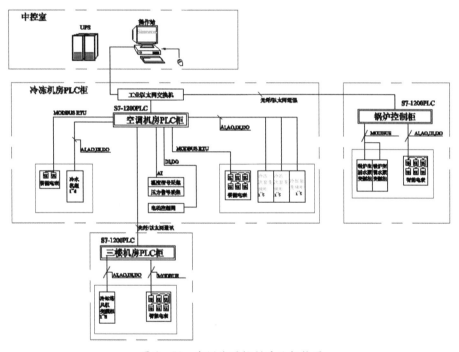

图 2-72　空调能源控制系统架构图

能源控制系统的主要功能:一键式启停、实时数据查询、历史曲线查询、耗电量监控、参数设置、故障报警。

3. 系统设备联动控制

系统控制平台根据主机的启停情况,联动水泵、冷却塔风机、电动阀门执行动作,自动调节运行台数和频率。

设备联动控制减少了现场人工开启设备的工作量,同时也有效避免了人为判断不准确造成的设备开启台数的延时和误差,提高了系统的运行效率。

4. 冷冻机优化控制

冷冻机优化控制的主要功能:主机一键启动、主机远程控制、主机定时开关。

主机优化控制方法:根据末端空调负荷需求、室外温湿度、主机的效率等,综合分析制冷机房运行的经济性,以最经济的模式自动调节主机开启台数。

冷冻一次泵主要功能:控制冷冻一次泵一键式启停、自动调节运行频率和台数;保证主机蒸发器压差,确保主机安全运行;合理控制流量从而保持合理温差,减少一次泵水泵运行能耗。

冷冻一次泵控制方法:主机蒸发器的进出口安装压力传感器,通过读取主机蒸发器进出口压力差值,调整水泵运行台数和频率,保证主机安全压差。主机蒸发器的进出口安装温度传感器,通过读取主机蒸发器进出口温度差值,控制水泵运行台数和频率,控制一次侧合理温差,减少水泵运行能耗。

冷冻二次泵主要功能:控制冷冻二次泵一键式启停、自动调节运行频率和台数;保证末端压差、确保末端设备的冷冻水流量;合理控制流量从而保持合理温差,在满足末端冷量的基础上减少二次泵运行能耗。

冷冻二次泵控制方法:冷冻供回水总管安装压力传感器,通过读取冷冻供回水总管进出口压力差值,调整水泵运行台数和频率,保证末端流量。冷冻供回水总管进出口安装温度传感器,通过读取冷冻供回水总管进出口温度差值,控制水泵运行台数和频率,控制末端合理温差,减少水泵运行能耗。

冷却泵节能控制主要功能:控制冷却泵一键式启停、自动调节运行频率和台数;保证主机冷凝器压差,确保主机安全运行;控制主机冷凝器温差,在保证冷凝器散热量的基础上减少冷却泵运行能耗。

冷却泵节能控制方法:主机冷凝器进出口安装压力传感器,通过读取冷凝器进出口压力差值,调整水泵运行台数和频率,保证冷凝器安全运行压差。主机冷凝器进出口安装温度传感器,通过读取冷凝器进出口温度差值,控制水泵运行台数和频率,控制冷凝器温差,在保证冷凝器散热量的同时减少水泵运行能耗。

冷却塔节能控制主要功能:控制冷却塔出水温度、控制冷却塔风机启停、运行台数、频率。

冷却塔节能控制方法：冷却塔进出水总管安装温度传感器，安装室外温湿度传感器。读取冷却塔出水总管温度值，结合室外温湿度工况，调节风机开启台数和频率，保证冷却水出水温度，降低冷却塔风机运行能耗。

空调热水泵节能控制功能：保证末端压差、控制末端合理温差、保证水泵变频控制运行。

空调热水泵控制方法：热水供回水总管安装压力传感器，读取热水供回水总管压力差值，保证末端压差；热水供回水总管安装温度传感器，读取热水供回水总管温度差值，调节水泵流量输出，控制末端合理温差，降低热水泵运行能耗。

生活热水泵控制方法：生活热水泵出口安装压力传感器，根据水泵出口压力调节水泵运行频率和台数，确保水泵出口压力满足运行需求。

2.4.3　PT 区 HVAC 系统

HVAC 系统即采暖通风与空调系统。PT 区 HVAC 系统包含治疗室、直线加速器、离子源、同步环、高能束流段、QA 机房、采光走廊、IT1、IT2、ACS 机房、安装竖井及 PT 区办公区域的采暖通风与空调系统。

1. 治疗室空调

每个治疗室设置 1 台新排风空调箱，采用低风速全新风系统，通过治疗室入口迷道集中送风，治疗室内顶部均匀排风，要求排风量大于送风量，以维持治疗室内微负压。

空调机组均带有热回收装置，辅助设备有电加热、电加热加湿器、软水器。

空调机组采用四管制水管，对新风先预热，后制冷，再加热到需求温度。

空调箱的进风段均设有初、中效两级过滤，空调箱均设有纳米光子空气净化装置。

2. 加速器设备区域空调

PT 区直线加速器、离子源、射频房、直线加速器电源机房采用立柜式明装空调机组，采用两管制单冷系统，全年制冷模式。

直线加速器、离子源、射频房、直线加速器电源机房区域共用 1 台新排风空调机组，采用顶送顶排方式。

空调新风机组设有热回收装置,辅助设备设有 1 台电加热加湿器、1 台湿膜加湿器。

空调新风机组采用四管制水管,对新风先制冷,后加热到需求温度。排风量大于送风量,以维持设备区域内微负压。

同步加速器隧道及高能束流输运线隧道内采用立柜式明装空调机组。立柜式明装空调机组采用四管制水管排布方式。高能束流上、下段采用四管制风机盘管。

高能束流上、下段与同步加速器隧道共用 1 台新排风空调箱,排风量须大于送风量以维持设备区域微负压。

空调新风机组设有热回收装置,辅助设备设有 2 台卡乐电加热加湿器、1 台湿膜加湿器。

空调新风机组采用四管制水管,对新风处理先制冷、后加热到需求温度,排风量大于送风量以维持设备区域内微负压。

PT 区 QA 机房采用 2 台四管制风机盘管,温湿度采用远程控制。

CT1、CT2、IT 配线盘采用 VRV 空调,温湿度采用远程控制。

PT 区采光走廊采用 1 台四管制低风速风空调机组,采用顶部送风、集中回风形式,辅助设备配备有湿膜加湿器。

IT1、IT2、ACS 三个机房各采用 1 台依米康精密空调,每台精密空调制冷量为 60 kW、制冷功率为 22.2 kW、电加热功率为 13.5 kW、加湿量为 13 kg/h。

IT1、IT2、ACS 三个机房各采用 2 台备用立柜式明装空调机组,采用远程控制。

PT 区安装竖井采用 1 台四管制低风速空调机组,采用顶部送风、顶部回风形式,辅助设备含湿膜加湿器。

PT 区 3♯ 变配电站设置 1 台新风的低速风两管制空调箱,气流组织为顶送顶回,同时设有新风,并保证 0.5 次/小时的换气次数。

PT 区地下等候大厅设置 1 台新风低速四管制空调箱。

地下室、1 层、2 层共有 4 台新风低速四管制空调箱给办公室供应新风。

PT 区办公室和会议室采用四管制风机盘管。

PT 加速器设备区域温湿度控制精度要求如表 2-15 所示。

表 2‑15　质子重离子加速器设备区域温湿度控制精度要求

房间名称	温度范围	湿度范围	备注
治疗室 1～4	22～25℃	40%～75%	温度精度±1℃
QA 机房	22～25℃	40%～75%	温度精度±1℃
CT1、CT2	15～28℃	20%～75%	
IT 配线盘	16～26℃	20%～80%	
采光走廊	22～25℃	40%～75%	温度精度±1℃
设备夹层 1	18～30℃	30%～70%	
设备夹层 2	18～30℃	30%～70%	
安装竖井	15～30℃	30%～70%	
空压机房	25～38℃	30%～70%	
直线电源机房	15～30℃	30%～70%	
直线加速器房	22～26℃	30%～70%	
离子源	22～26℃	30%～70%	
RF 射频	22～26℃	30%～70%	
同步环	22～26℃	30%～70%	
高能束流上段、中段、下段	22～26℃	30%～70%	
IT1、IT2、ACS	16～26℃	40%～60%	
2F 控制室	20～30℃	30%～70%	
2F 高能束流传输系统电源机房	15～30℃	30%～70%	
2F 同步加速器/中能束流传输系统/低能束流传输系统电源机房	15～30℃	30%～70%	

2.4.4　暖通空调系统案例分析

1. 质子重离子治疗区温湿度控制精度提升

HVAC 是 PT 设备的重要辅助设施,保障着 PT 设备房间温湿度稳定,对 PT 设备安全稳定运行十分重要。

　　PT 区 HVAC 系统采用的是西门子的 Insight 系统。HVAC 控制系统平台架构基于 C/S、B/S 的多层网络结构(图 2 - 73),与其他子系统集成,支持目前楼宇自控及信息产业中绝大多数的标准:能以 COM/DCOM、TCP/IP、BACnet、ODBC、OPC、Active X、JAVA、XML、Modbus 等不同技术与其他系统结合。系统由服务器、管理工作站、操作软件、应用软件、数据库软件、通用 DDC 控制器、专用 DDC 控制器和末端设备(各类传感器、阀门和执行机构)等组成。采用 3 层架构形式:第一层为管理层,设置上位机服务器,可电脑监控整个系统;第二层为现场控制层,核心的 DDC 加扩展模块向上连接通信服务器,向下连接现场传感器,DDC 自带 CPU 和 ROM,可以储存数据和程序,无上位机情况下能独立运行;第三层是现场设备层,包括传感器、执行器等设备,这些设备将收集的信号传输给 DDC。

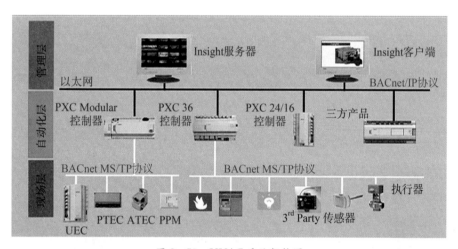

图 2 - 73　HVAC 系统架构图

　　温湿度传感器传输信号给 DDC,通过电脑编写程序,下载程序至 DDC,DDC 根据现场数据采用 PID 方式进行调节,使现场温湿度保持在设定范围内。

　　PT 区有 4 个治疗室,每个治疗室设置 1 台 2500 m³/h 的空调机组,采用带有热回收装置的低风速新风系统,在治疗室进口迷道集中送风,治疗室内顶部均匀排风,排风量大于送风量,以维持室内微负压。4 个治疗室门前有 1 个长度为 83.5 m、宽度为 3~3.9 m、高度为 11.7 m 的采光走廊,通过 1 台送风量为 26 620 m³/h 的变风量空调机组控制采光走廊环境温湿度,现场没有设置温湿度传感器,通过空调机组回风管温湿度传感器采集现场环境温湿度。质控库房采用 2 台 680 m³/h 风量风机盘管,通过 2 个普通面板控制房间环境温度。在原设计中,要求 4 个治疗室的温度范围为 21～26℃,质控库房温度范围为 21～26℃,采光走廊的温度范围为 21～26℃。

(1) 问题描述:由于原先设计考虑 4 个治疗室和质控库房只有温度范围,没有精度要求;空调系统的自动控制程序和辅助设备的选型无法满足高精度控制,造成 4 个治疗室和质控库房温度不一致,温度差异大于1℃;冷热水阀采用的是普通阀门;采光走廊空调采用回风温度控制环境温度,现场没有温湿度传感器,环境温度控制差;治疗室是负压,开关门时容易吸进采光走廊环境空气,造成治疗室内温湿度波动;质控库房空调采用普通液晶面板控制温度,控制精度差。

从图 2-74 可以看出,质控库房与治疗室存在最大 3.7℃ 的温差,影响质控设备测试精度。

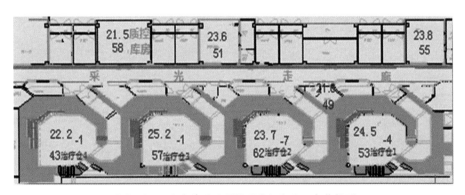

图 2-74　改造前医院 PT 区 B1 层温湿度监控图

(2) 分析及处理经过:解决这个问题,可以采用 4 种方法。第一种方法须完成如下工作:将空调机组的普通阀门改成线性度更好、响应速度更快的动态平衡阀;风管温湿度传感器更换成 0.2℃ 精度的传感器,治疗室温湿度传感器换成 0.1℃ 精度的传感器,以提高温湿度反馈精度;在每个治疗室进门口处增加 4 个精度在 0.1℃ 的房间温湿度传感器,提高采光走廊的温湿度反馈精度;将质控库房 2 台风机盘管普通冷热水阀改成线性度更好的动态平衡阀,拆除原来的液晶温度面板,房间内增加 1 个精度在 0.1℃的房间温湿度传感器,提高质控库房的温湿度反馈精度;重新编制 HVAC 控制程序,提高控制精度。

图 2-75 所示为焓湿图和空调除湿原理,人体舒适区域为温度 20~26℃,相对湿度 40%~60%。图中以高温高湿(温度:32℃;湿度 70%)空气为例,绝对湿度为 21.2 g/kg。第一步经过降温使原空气降温至露点温度 25.8℃,焓值降低,此时原空气中的相对湿度已饱和(100%),绝对湿度还在 21.2 g/kg。第二步则继续降温至舒适区域对应的露点温度 10.3℃,此时空气中的相对湿度为 100%,但绝对湿度只有 7.8 g/kg,水汽通过冷盘管析出,此时原空气中的湿度就除掉了,这个过程即冷除湿。第三步把处理过的空气重新加热至 21℃,焓值增加,绝对湿度不变,为 7.8 g/kg,但相对湿度降至 50%。这种方法对应的是夏天的大部分时间、春季的艳阳天、黄梅天等。

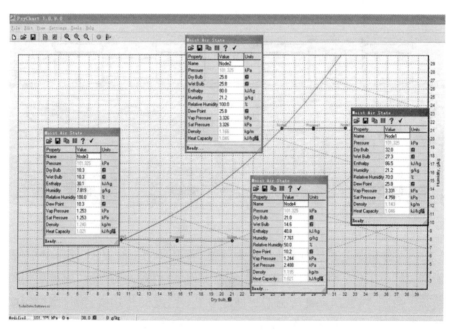

图 2-75　焓湿图和空调除湿原理

第二种方法是把高温低湿的空气通过降温加湿的方法处理到舒适范

围,过程是先降温至舒适温度,再加湿至舒适湿度。但是,该过程不能先加湿,如果先加湿,因热空气的含湿能力要比冷空气强得多,会造成空气高温高湿,再通过第一种方法来处理,会增加能耗。第二种方法对应的是秋末初冬的艳阳天。

第三种方法是把低温低湿的空气通过加温加湿的方法处理到舒适范围,过程是先加温至舒适温度,再加湿至舒适湿度。但是,该过程不能先加湿,如果先加湿的话,由于冷空气的含湿能力要比热空气弱得多,会造成原空气绝对湿度不够。第三种方法对应的是冬天的大部分时间。

第四种方法是把低温高湿的空气通过降温除湿再加温的方法处理到舒适范围,过程是先降温至舒适温度对应的露点温度,把绝对湿度降下来,再加湿至舒适湿度。这种方法对应的是冬天的下雨时间。

4个治疗室和采光走廊的 HVAC 高精度控制程序就是根据以上各种方法进行模式的切换,通过室外温湿度计算出室外的露点、焓值、绝对含湿量等数据,通过室内的高精度温湿度传感器计算出室内的露点、焓值、绝对含湿量等数值。比较后,判断应该进入哪种处理模式。

由于质控库房是由2台室内风机盘管控制温度,温控器面板只有单冷或单热的功能,无调节湿度的功能,所以,在控制程序中,把湿度纳入控制范围。由于风机盘管没有加湿器,房间通过新风加湿。通过程序的编制,使其具备了除湿功能;通过开大冷盘管的调节阀,使冷量最大,让空气中多余的水分通过冷凝水排出去时配合三速风机的风速,在除湿时开到最大,加大空气的流通率,使房间除湿的效能最大化;湿度稳定下来后,再根据温度调节冷热水阀和风机风速,使房间温湿度恒定。

(3)处理结果与结论:经过改造,4个治疗室、质控库房温度保持一致,采光走廊与4个治疗室、质控库房的温差小于1℃,解决了测量设备到治疗室房间存在温差大、不一致的问题。

图2-76显示了4个治疗室、采光走廊4个测量点、质控库房房间温湿度情况,4个治疗室、质控库房温度控制在23.5±0.5℃范围内。

2. 同步加速器竖井环境温湿度优化

同步加速器竖井是一个高度为14 m,面积为93.7 m²,底部为六边形,顶部为矩形的3层异型空间建筑。同步加速器竖井每层都有数量不同、发热量

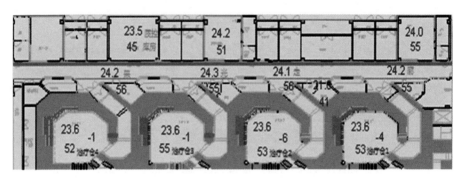

图 2-76   改造后医院 PT 区 B1 层 4 个治疗室温度监控图

不均的电气设备。同步加速器竖井空间狭小,为了防止空调冷风直接吹到电气设备上出现结露现象,将空调送风口和回风口设置在竖井顶部。

同步加速器竖井空调是一台送风量为 26 100 m³/h、制冷量为 122.76 kW、制热量为 18.72 kW、新风量为 700 m³/h 的变风量机组。为了保障 PT 设备安全稳定运行,PT 设备厂商提出同步加速器竖井环境温度范围为 15~30℃、湿度为 30%~70%。PT 设备投入运行一段时间后,发现夏季同步加速器竖井会出现低温高湿现象。

(1) 问题描述:同步加速器竖井空调在夏季运行中,温度调至合适时,湿度偏高。调低了空调出风温度,除湿后却发现房间满足了对室内湿度的要求,温度却偏低,也就是说,室内温度和湿度要求不能同时满足。

通过分析如图 2-77 和图 2-78 所示的曲线图,发现存在 2 个问题:第一个问题是空调机组过冷除湿后再加热能力不足;第二个问题是空调机组热水电动阀门是开关控制,控制精度差。

(2) 分析及处理经过:空调机组问题原因确定后,首先决定更换 1 套动态平衡阀和线性执行器,提高热水阀控制精度。同时,提出如下 3 种方法。

方法一:空调机组不做任何改造,仅在现有空调箱回风口前端风管处安装转轮除湿机,对新风和回风先进行预处理除湿,然后再经空调箱处理后进入房间。

方法二:在空调箱出风口处安装电加热器,对充分除湿后过低温度的风进行再加热,使送风温度达到要求后送入房间。

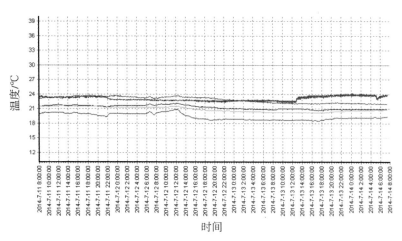

图 2-77 改造前竖井温度曲线

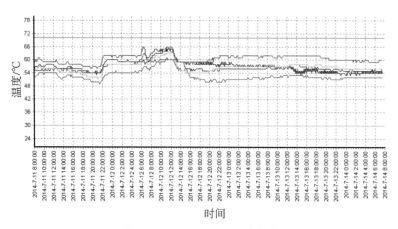

图 2-78 改造前竖井湿度曲线

方法三：将现有空调箱内两排热盘管增加至四排管或六排管，提高加热能力。

通过勘察现场对 3 个方案逐一进行了可行性遴选。

空调箱位于二楼 PT 设备区楼梯边一个狭小的机房内，没有位置加装除湿机，所以排除第一种方法。

原设计的空调箱尺寸相当紧凑，经核对，电加热器尺寸大于空调箱内部空间尺寸，无法安装，因此只能放弃第二种方法。

空调机组制热盘管一侧有 20 cm 的空间,拆除旧的盘管后刚好能安装下 1 台六排热盘管,所以选定执行第三种方法。

(3) 方案实施:将空调机组内两排热盘管更换成六排热盘管。

从 PT 区 2 楼空调热水供回水总管开口,增加 1 路管径为 50 mm 的热水管给空调机组热盘管。

热水阀门和执行器更换成动态平衡阀和线性执行器。

控制程序由原来的只控制温度调整为控制湿度优先,通过室外温湿度计算出焓值、露点、绝对含湿量等数据,决定是除湿还是加湿。除湿过程是用冷盘管的过冷除湿,析出冷凝水的方法来实现的,然后再对冷空气进行加热,使温度符合要求。加湿的过程则是通过湿膜加湿,在湿度达到要求后对温度进行二次调节,使达到温湿度要求的空气送进安装竖井。

(4) 处理结果与结论:经过改造,同步加速器竖井湿度波动变小,完全满足竖井内设备对温湿度的要求。从改造后的曲线图(图 2-79、图 2-80)可以看出,竖井的温湿度波动范围变小了,解决了夏季冷却除湿后的低温现象。

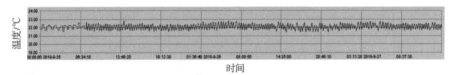

图 2-79　改造后竖井环境温度曲线

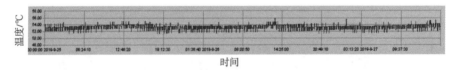

图 2-80　改造后竖井环境湿度曲线

3. 锅炉烟气余热回收系统改造

重离子医院的锅炉分为空调采暖和生活热水 2 套系统,为了保障 PT 区设备运行稳定,PT 设备区域需要恒温恒湿,因此空调采暖锅炉需要全年 365 天不间断运行,随着近年来天然气价格上涨,锅炉运行费用也不断升高。通过给每台锅炉加装 1 套 ECO 型烟气冷凝器,对锅炉排出的烟气热量进行再利用,可提高锅炉进口循环水温度,从而减少燃烧负荷,达到节约天然气的目的。同时,烟气换热后冷凝将硫氧化物、氮氧化物很好地凝结下来,减少了污染物排放,对于环保和节能都起到积极作用。

排烟温度是锅炉的基本参数之一,选择较低的排烟温度可以降低锅炉的排烟损失,有利于提高锅炉的热效率。如果锅炉的排烟温度降到足够低的水平,那么烟气中呈过热状态的水蒸气就会凝结而放出汽化潜热。ECO型烟气冷凝器就是利用高效的烟气冷凝余热回收装置来吸收锅炉尾部排烟中的显热和水蒸气凝结所释放的潜热,同时将该部分热量用于系统循环水的初步加热,减小锅炉燃烧负荷,缩短锅炉运行时间,以达到提高锅炉热效率的目的。

如图 2-81 所示,冷凝器节能装置在尾部烟道中串联布置(见图中的蓝色部分)。一方面,将烟气中的水蒸气冷凝下来,通过冷凝器底部排污口排出,结露后吸收烟气中的部分 CO_2 和氮氧化合物随冷凝水一同排出,洁净了烟气。另一方面,热用户端的循环水回水首先经过烟气冷凝器吸收烟气余热,然后送入锅炉,因锅炉出口温度设置恒定,随着锅炉承担的加热温差减小,锅炉天然气消耗量也相应减少。

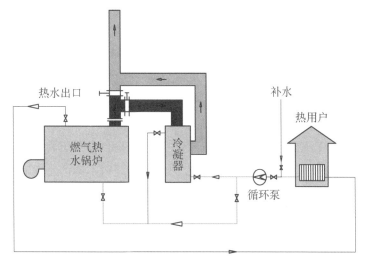

图 2-81　烟气余热回收节能装置原理图

国内烟气冷凝器产品主要采用翅片管形式,循环水流于管内,烟气流于管外。翅片式换热管经过短时间燃烧后,表面极易吸附污垢(图 2-82),难以清理,而且,吸附污垢后传热效率降低,可影响 $60\% \sim 70\%$ 的传热。

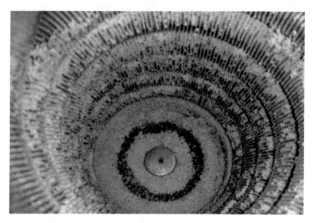

图 2-82 黏污的翅片

ECO 型冷凝器从设计之初就摒弃了翅片管的换热方式,直接采用逆流全流量交换方式。技术特点如下。

竖直烟管结构设计,锅炉烟气流于冷凝器竖直换热管内部,烟气冷凝水形成自冲刷效果,冷凝器可以免拆洗,腐蚀性冷凝水 100% 在换热器表面不残留,提高了设备寿命。系统循环水流于冷凝器管外壳体内,同时冷凝器水侧进出口接管管径不小于锅炉进出水口直径,循环水阻力小,保证循环水可以全流量通过。

冷凝器水侧阻力小于 $5\,kPa$,因此对原系统循环水泵的扬程无影响。

冷凝器烟气侧阻力小于 $100\,Pa$,锅炉烟气出口自身余压为 $200 \sim 300\,Pa$,因此冷凝器的安装对锅炉的正常燃烧、原烟道的运行不会产生影响。

换热管采用进口优质耐腐蚀特种不锈钢。具有良好的塑性,便于机械加工,管壁内侧特制的烟气导流槽极大地强化了烟气的旋流贴敷,强化换热,从而保证了极佳的传热性能,传热性能是直管的 4 倍以上。特殊喷涂的吸热材料对强化吸热起到了决定性作用,是高效率的关键因素。

ECO 冷凝器设计寿命:$\geqslant 15$ 年。

该型号烟气冷凝器产生的冷凝水测试 pH 值为 6.37,基本为中性,完全可以给系统补水用。

医院锅炉系统采用的锅炉为 2 台富士特 BOV-500G(供生活热水)和 2 台 BOV-1000G(供采暖及工艺热水)燃气真空热水锅炉,技术参数如表 2-16 所示,锅炉的排烟温度高达 180℃,由此带来以下问题。

表 2-16 锅炉技术参数表

锅炉型号	BOV-500G	BOV-1000G
额定供热量/(10^4 kcal/h)	50	100
额定供热量/kW	580	1163
适用燃料	柴油 天然气	液化油气 城市煤气
柴油消耗量/(kg/h)	52.8	105.5
城市煤气消耗量/(m^3/h)	135.9	271.7
天然气消耗量/(m^3/h)	55.5	111
液化石油气消耗量/(m^3/h)	24.3	48.6
热效率/%	92	92

锅炉排放烟气温度过高,天然气燃烧产生的热量有相当一部分被烟气带走,造成了极大的能源浪费。由于没有充分利用热,造成天然气的浪费。

生活热水及采暖热水 2 个系统均需不间断运行,改造时也需保证热量供应,因此对烟气冷凝器与锅炉的对应配置以及改造施工流程都提出了更高要求,需要做到改造 1 台、调试 1 台、运行 1 台再改造另 1 台。

BOV-500 型锅炉选的冷凝器为 ECO-070 型,BOV-1000 型锅炉选的冷凝器为 ECO-140 型(图 2-83)。

在循环水泵至锅炉进水口之间管道上增加了 1 个切断阀,增加了 1 路旁通管道至烟气冷凝器,

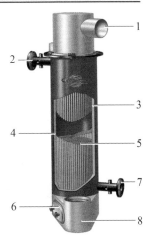

1—可旋转的上烟箱(选配);2—出水口法兰;3—高效绝缘保温层;4—烤漆钢板外壳;5—高效不锈钢换热管;6—检查孔;7—进水口法兰;8—不锈钢集烟箱(选配)

图 2-83 冷凝器实物图

经冷凝器换热后再进入锅炉,提高了锅炉的回水温度,减少了锅炉燃气的消耗。同时在与烟气冷凝器的接管上也设置切断阀,以便在冷凝器有故障时可以将系统切换回改造前的管路,保证系统运行。改造后的系统如图2-84和图2-85所示。

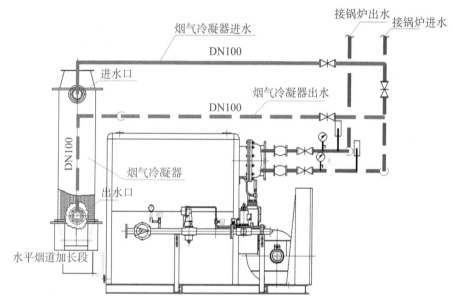

图2-84　改造后的系统图

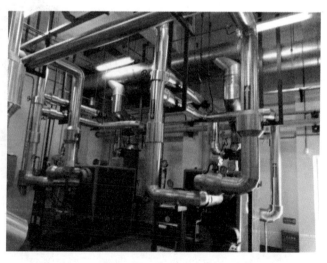

图2-85　改造后的管路

在每台烟气冷凝器的烟气侧进出口以及水侧进出口各安装1组温度传感器,在烟气冷凝器的水侧进出口安装1台能量表。在锅炉房内易于观察的位置设置1个控制箱,实时显示各台锅炉冷凝器进出口烟气温度、进出口循环水温度、能量表读数以及折算的节约天然气量,便于医院实时观测各台烟气冷凝器的工作性能状态以及统计节能量。

节能量计算方式:在控制箱的显示界面上方分别列出了各台烟气冷凝器的总回收热量(MWh)以及总节省天然气量(Nm^3)。其中,总回收热量为4台能量表的累计能量读数;而节省天然气量根据回收热量计算而得。2016—2018年的节能量统计表如表2-17所示。

表2-17　节能量统计表　　　　　　　　　　　　　　　(单位: m^3)

月份	2016 年	2017 年	2018 年
1 月份	113 317	83 283	99 007
2 月份	91 656	77 717	79 458
3 月份	70 943	63 150	60 265
4 月份	50 366	34 532	30 422
5 月份	34 126	27 314	22 351
6 月份	28 805	29 690	23 691
7 月份	25 322	27 114	25 293
8 月份	22 517	26 530	26 590
9 月份	23 684	29 991	25 585
10 月份	27 069	27 941	31 412
11 月份	50 893	43 236	39 767
12 月份	71 296	78 178	71 186
总计	609 994	548 676	535 027

天然气耗量分析:夏季节省天然气量少,冬季节省天然气量大,结合锅炉使用情况,可分析得出结论为天气越冷,锅炉开启越多,则节省天然气越多。

能耗比分析：夏季节能率高，冬季节能率低，结合锅炉使用情况，可分析得出结论，水流速及烟气流速的大小影响冷凝器的效率；流速越小换热越充分，效率就越高。

通过本次烟气余热回收系统改造，在现有的每台锅炉上安装烟气冷凝器，以实现烟气能量的再利用，有效提高了锅炉热效率，节省了医院的运行费用。在夏季负荷相对较低的工况下，锅炉排烟温度一般低于120℃，在此工况下热回收率低；在冬季系统负荷率升高，锅炉排烟温度也相应升至180℃左右时，烟气回收的热量将远大于夏季，可大幅减少天然气耗量，同时冬季天然气费用最高，故节省的天然气费用更多。

2.5 给排水系统技术解析

2.5.1 给水系统

重离子医院从市政环路管网上引 2 路 DN150 给水管供医院生活用水，市政管网的压力为 0.16 MPa。设计最高日用水量为 907.5 m³/d；最高时用水量为 72.6 m³/h；其中门诊医疗区域最高日用水量为 421.6 m³/d；最高时用水量为 50.6 m³/h；质子重离子治疗区域最高日用水量为 485.9 m³/h；最高时用水量为 21.9 m³/h。

给水系统竖向分为两区，地下室为一区；一层及以上为二区。

地下室由市政管网直接供水，一层及以上均由恒压变频水泵机组和位于地下室的水箱联合供水。水箱内均有超高、溢流、低水位报警。水泵房和水箱位于病房楼地下室南侧。

医院设置 2 座储水箱及 2 组恒压变频水泵机组，分别为生活（供病房楼、行政楼、门诊楼及 PT 区域用水）和空调冷却补水。生活供水箱含 80 t 调节水量，空调补水箱含 160 t 调节水量。生活变频调速恒压供水设备的运行由水泵出水管上的远传压力表控制。

泵组一位于变频水箱内部，供病房楼、行政楼、门诊楼及 PT 区域用水。泵组二位于变频水箱内部，供空调冷却补水。

根据不同使用功能的要求，在不同的区域内分别设置水表进行用水量计量。

在医院东南角绿化带内和门诊楼东北角绿化带内,预留 DN70 绿化管网,连接管井,通过阀门井与绿化用水管网连接。

2.5.2　热水系统

锅炉房内设有 2 台真空燃气热水锅炉作为生活给水热源,其单台额定制热量为 580 kW,水量为 31.5 m³/h,工作压力为 1.0 MPa。

生活热水的供回水温度为 80/65℃。生活热水通过一次热水泵供到地下一层换热机房,通过换热器对生活热水加热后,通过二次热水泵供应生活热水。

二次热水系统为集中热水供应系统,设计热水供水温度为 60℃,换热器储水温度控制在 55～60℃,设计热水总用量为 18.0 m³/h。

换热机组的水源由恒压变频水泵机组供水,经容积式导流、节能型水-水换热器换热后送至各用水点。

热水系统均为闭式系统,每个闭式系统均分别设置 1 台定压装置。

天然气供锅炉房和食堂,采用独立计量。天然气设计用气量为 52.2 m³/h,在锅炉房和餐厅厨房内设置燃气表房。紧急切断阀采用自动关闭、现场人工开启型,并设置在地面层专用房间内,不设旁通。自动切断阀有 2 路控制,一路由报警器控制,另一路与排风机连锁,排风机设有防爆,排风机停机时可自动切断气源。报警器报警持续 1 分钟后紧急切断阀可自动切断气源。

2.5.3　排水系统

室内排水系统采用污、废水分流。室外排水系统采用污、废水合流;污、废水与雨水分流。

室内排水系统均设置专用通气管。

地下车库的地面排水排至设在地下层的沉砂隔油池经隔油处理后再由潜污泵提升排至室外污水检查井。

医院场地雨水排放:设计采用上海市的雨量公式。屋面暴雨设计重现期为 10 年,下沉式广场的暴雨设计重现期为 50 年。室外暴雨设计重现期为 3 年,医院的雨水流量为 1241.8 L/s。

医院东侧设有 2 个雨水出口,排至市政雨水管中。医院西侧设有 3 处雨水出口,排至相邻河中。管径均为 700 mm。

地下室卫生间排水排至设在地下层的污水集水坑,再由潜污泵提升排至室外污水检查井。地下室集水坑均设置超高、低水位报警,并按高低水位启动潜污泵。

厨房污水先经用水器具配带的油水分离器处理后再排至室外隔油池,再从隔油池排入污水管网。

地下室 PET - CT 区域(核医学区)的卫生间排水至集水坑(含微量放射性核素[18]F),防辐射管线由铅皮包裹,再由潜污泵自动排至室外衰减池,经衰减处理达标后再由核医学科人员负责排放至室外污水管网。

衰减池位于医院北部中间绿化带内。

PT 区高能束流传输段和回旋加速器段设有应急排水,排至医院南侧的废水集水池中,经辐射办人员检测达标后手动开启潜水泵,排至污水管网中。

医院所有污废水排至污水处理站,通过一根 DN300 的室外污水总排出至市政管网。

2.5.4   污水处理系统

污、废水设计总排放量为 237.0 m³/d,其中餐饮含油废水的排水量为 43.8 m³/d。污水处理站的日处理能力为 240 m³。

所有污、废水均排至污水处理站预处理并经消毒灭菌达到《医疗机构污染物排放标准》(GB 18466—2005)中的排放标准后再排出至城市污水管网。

医院的污水来源主要包括以下部分:一是门诊和病房等医疗区域产生的医疗废水;二是食堂、值班休息楼和行政楼产生的生活废水;三是放射治疗设备运行所产生的、经衰减处理的少量放射性废水。

室内排水系统采用污水和废水分流的方式,室外排水系统采用污水和废水合流,污水、废水与雨水分流的方式。厨房污水先经水器具配带的油水分离器处理后排至室外隔油地,再从隔油池排入污水管网。医院污水站由具有污水处理资质的单位定期清理隔油池及废弃油脂。厨房人员定期清理油水分离器中过滤的沉积物。

所有污水、废水均排至污水处理站,经预处理和接触氧化二级生化消毒灭菌后达到《医疗机构水污染排放标准》(GB 18466—2016)的要求后排放。
每个月由专业水质检测机构对经污水处理站处理后的废水进行水质检测,
达到排放标准后排入市政排水管网。污水处理站日处理污水能力为
240 m³。

2.6　PT 区消防安保系统技术解析

2.6.1　消防系统技术解析

1. 火灾自动报警系统

消防控制主机采用 FS1120 系统,该系统采用整机组合式结构,通过软
件编程,可进行多功能扩展,能自动诊断系统故障。在故障状态下,火警优
先,甚至在主 CPU 故障情况下也能报应急火情。消防报警信号采集方式包
括以下几种。

(1) 烟感:同一区域有 1 个烟感报警,即预报警,同一区域有 2 个或 2 个
以上的烟感报警,即正式火灾报警,确认后启动消防火警程序。

(2) 温感:厨房、浴室、阳光直射的玻璃顶棚均装有温度传感器。同一
区域有 2 个或 2 个以上的温感报警,即正式火灾报警,确认后启动消防火警
程序。

(3) 可燃气体报警:在厨房、锅炉房、氢气瓶暂存点设置可燃气体报警
器,并与消控主机相连,厨房、锅炉房检测到燃气泄漏,自动联动关闭煤气
总管。

2. VESDA 空气采样系统

PT 区内主要设备机房均采用 VESDA 空气采样系统,该系统探测范围
宽,可达 0.005%~20%obs/m。分为 4 级报警,且各报警的阈值可根据应用
环境进行调节。

传统烟感探头为被动淹没型,安装位置受到限制,必须安装到吊顶下或
烟雾易聚集之处,才能正常发挥作用。而 VESDA 系统采用了高效抽气机,
经采样管网连续不断地抽取空气样本,对其进行烟雾含量测定,由于是主动
采样,采样点的设置非常灵活,可将采样点置于重点保护部位,如采用机械

通风和空调机组的机房可将采样点置于回风管内。

采用主动抽气采样和高灵敏度探测技术,对火灾早期产生的微量烟雾进行高灵敏度探测,视烟雾的多少,发出3种不同程度的早期报警,提醒人们查找火源并扑灭。

一场火灾的发生,从酝酿到产生高热大火,须经历4个阶段。从一级预警到三级报警还都处于火灾发生的第一阶段。此时 VESDA 系统已发出了程度不同的3次报警,而目前普通使用的传统烟感报警器此时尚无反应。火情继续发展,进入三级二报警区域后,传统的烟感报警器开始起作用。这时,火情也进入了临界状态,将依次出现浓烟、闪燃、大火和强热,火灾形成。

3. 消防信号和 PT 设备灾难控制系统的联动

PT 区的消防报警信号与 PT 设备防灾系统设有联动机制。一旦有消防报警信号发送给 PT 设备控制器,立即启动 PT 防灾系统。一个消防报警信号出现,即进入预警模式,当发出第二个信号时,立即启动消防报警程序,并启动 PT 停机模式。所有信号的交界面在 PT 区二楼消防气体灭火系统设备房。

根据与 PT 设备维保方的约定,按照气体灭火系统设立保护区,每个保护区各有2个分别代表预警和报警的无源干接点,与 PT 控制系统相连接。由于是由插入式小继电器提供无源触点,在巡检时应特别注意松动脱落、损坏的现象。

4. 灭火控制系统

1) 消防水泵机房

消防水泵机房装有2台22 kW 消火栓增压泵、3台37 kW 喷淋增压泵、1套消防泵控制柜、1套喷淋泵控制柜。消防水泵为1用1备,当某一台发生故障时,能自动切换到另一台继续工作。控制柜电源均为双电源供电。喷淋水泵为2用1备,当某一台发生故障时能自动切换到另一台继续工作。控制柜电源均为双电源供电,并接入应急发电机组。消防喷淋系统装有7套湿式报警装置,报警信号能传输到消防监控中心主控设备上,消控中心加装起泵警铃,以确保消防水泵启动时能第一时间收到报警。

2) 室内消火栓

重离子医院全院共用1个室内消火栓加压机组,整个系统为临时高压,由消防水泵机房的增压泵启动后获得。室内消火栓均采用消防组合箱形式,均匀布置在室内楼梯口、前室、走道、进出门处,任何 1 个地点均可满足 2 股水柱到达的要求,室内消火栓水量为 15 L/s。

室内消防组合箱内配置有 DN65 消火栓,DN65 的 25 m 的锦纶衬胶水龙带,配置 DN19 水枪头、1 套消防卷盘以及消防泵启动按钮。消防水充实水柱为 10 m。每个消防组合箱配置有 3 台磷酸铵盐干粉手提灭火器。

3) 喷淋系统

消防喷淋装置主要应用于医疗区域、走道、地下仓库、办公区域和其他公共活动场所。但医疗设备机房只设置报警装置,没有设置喷淋灭火装置。喷淋临时高压系统由喷淋增压机组、喷淋头、喷淋管道、末端放水阀门、水流指示器、湿式报警装置、接合器组成。

喷水强度为 12 L/min·m²,用水量为 56 L/s,PT 区和其他普通医疗区域合用 1 个增压泵机组。

医疗区域每层或每个防火分区均设置水流指示器发出信号到消防监控中心。

湿式报警阀上的压力开关发出的信号传到消控中心,发出报警并启动喷淋增压机组。医疗区域和地下库房发出的信号会同时启动 2 台喷淋增压机组,其他区域发出的信号会启动 1 台喷淋增压机组。

喷淋增压机组的误启动,往往是由于末端放水阀门、卸压阀、单向阀门没有关闭或故障,引起水流指示器开关动作,发出启泵命令,所以在操作中应特别注意。

喷淋管平时应在系统管道内注满水,为防止送水时发生气堵,系统管道最高点设置有放气阀,平时巡检时应进行末端放水,检验压力开关动作。

4) 高压细水雾系统

(1) 灭火机理:水从一种特殊材料的喷头喷出时,形成粒径为 10～100 μm 的水雾,遇火后迅速汽化,体积可迅速膨胀 1 700～5 800 倍,吸收大量的热,使燃烧表面温度迅速降低;同时,水汽化后形成水蒸气,将燃烧区域整体包围和覆盖,使燃烧因缺氧而停止。

(2) 高效吸热作用:按 100℃ 的水蒸发潜热为 2 257 kJ/kg 计,细水雾喷头每喷出 1 kg 的细水雾吸热功率约为 300 kW。

（3）窒息作用：细水雾遇热汽化后，体积急剧膨胀达 1 700～5 800 倍，水蒸气紧密笼罩在燃烧物周围，形成一道屏障以阻挡新鲜空气进入。使燃烧物因缺氧而中断。

（4）阻隔辐射热作用：细水雾蒸发后形成的水蒸气迅速将燃烧物、火焰和烟羽笼罩，对火焰的辐射热具有很强的阻隔能力，可防止火焰蔓延。

（5）降烟洗尘作用：高压细水雾对烟雾、废气具有洗涤作用。这是因为燃烧的灰烬、炭粒和有害气体与细水滴黏合而得到洗消。据统计，在火灾事故中，70%的死亡人员不是直接被火烧死的，而是因高温且剧毒的烟气窒息中毒致死。

（6）浸润作用：能扑灭油脂火。高压细水雾雾粒能深入油类燃烧物表层，使燃烧物得到浸湿，阻止可燃气体燃烧物的进一步产生，同时，由于细水雾颗粒极小，不会扰动液面，造成飞溅，故可以达到灭火和防止火灾蔓延的目的。

（7）三维移动：能够全充满或局部灭火。高压细水雾在喷雾时，部分直径小的雾滴，并不全部沿喷射方向前进，雾滴在射流方向产生横向和向上翻腾运动，进入喷头上部空间，使得细水雾能够充满保护区域的整个空间，粒径越小，横向转移现象越强烈。这称为三维灭火。

（8）能扑灭电气类火：高压细水雾在灭电气火时不导电的原因为雾滴直径小（10～100 μm），喷放后是不连续的，可以长时间地悬浮在空中，需要极大的数量和极长的时间才能完成水雾的汇聚、凝结，因此很难在电极表面形成导电的连续水流或表面水域，其电阻率比空气稍小。

高压细水雾灭火系统应用于 PT 区 4 个治疗室、发电机房、病史室、档案室和信息机房，合用一个系统。

高压细水雾灭火系统设置有自动控制、手动控制和机械应急操作 3 种模式。持续供水不小于 30 min，系统响应时间不大于 45 s，喷头压力为 10.0 MPa，流量为 9.5 L/min。

5）IG541 气体灭火系统

IG541 混合气体灭火剂可降低防护区内的氧气浓度（由空气正常含氧量的 21%降至 12.5%），通过窒息作用使其不能维持燃烧而达到灭火的目的，是纯物理作用。它对臭氧耗损潜能值（ODP）为零、温室效应潜能值（GWP）

为零,且此灭火剂在灭火时不会发生化学反应,不污染环境、无毒、无腐蚀、电绝缘性能好。喷放时不会形成浓雾而影响视野,利于逃生,且防护区内的工作人员仍能正常呼吸,便于火灾发生后及时扑救,减少损失。喷放时温度变化很小,不会对保护设备构成伤害。

IG541 气体灭火系统分为 2 个系统,由于 PT 区的气体灭火方式和覆盖范围不同,气体灭火系统一有 8 个防护区、气体灭火系统二有 4 个防护区。

(1) 气体灭火系统一:用于保护 PT 区 B1 层离子源房、直线加速器房、安装竖井、设备夹层 1、设备夹层 2、加速器控制室、HEBT 电源机房、MEBT/SYNC/LEBT 电源机房 8 个防护区。

(2) 气体灭火系统二:用于保护 PT 区一层直线电源机房、二层加速器控制系统服务器机房、二层的 2 个服务器机房 4 个防护区。

气体灭火系统各防区自动启动装置由继电器控制,如继电器故障或因误触动可直接引起防区灭火气体误释放,可在设备中加装检修开关以避免此类情况发生。

5. 避难诱导系统

(1) 应急疏散指示系统:根据 PT 区建筑复杂、通道复杂的特点,特在 PT 区安装了应急疏散指示系统,在火灾发生时,通过消防监控中心的控制器自动启动应急照明。

自动控制指示箭头方向,通过地面和墙上箭头指示引导疏散路线。

(2) 消防广播系统:消防各区域均装有消防广播,系统根据启动的消防火灾程序来执行,同时在消控中心还可以通过话筒进行人工语音广播。火灾区域以及相邻的区域都会有广播,听到广播的区域内的所有工作人员(除消防人员外)必须尽快撤离。消防广播平时可播放背景音乐,因此在各分区都有音量调节器来调节合适的音量,如果需要消防广播,不管背景音量多小,强切后都会以最大音量广播。

(3) 防排烟系统:火灾发生后,报警装置会自动或手动启动消防联动程序,联动强切系统会自动启动防排烟系统和楼梯正压系统,系统会根据设计的要求打开排烟阀,关闭新风阀。火灾事故处理完毕后,检修人员必须逐个检查并复位。

2.6.2 安保系统技术解析

1. 视频监控系统

视频监控系统是医院综合安全技术防范系统的一个重要组成部分。系统根据建筑物的使用功能及安全技术防范管理的要求,对医院的重要部位、出入口、电梯轿厢、楼梯口、收费处、护士台及重要机房进行实时视频监视、视频传输、显示、记录与控制。整个系统具有如下功能:

系统主要通过前端摄像机对地下室和走廊、电梯厅、楼梯出入口、大楼入口大厅、电梯轿厢、挂号收费、护士台等要害部位进行监视、录像,以便及时了解和监督各个场所的动态情况并及时有效地处理异常。系统可与防盗报警系统联动,能自动把报警现场图像切换到指定的监视器上显示并录像。

在消防安保机房设中心屏显系统,该系统由 15 块(3×5)单屏尺寸为 49 寸的高亮度液晶拼接屏组成,滚动显示有关信息。通过轮换的方式,显示所有的监控画面。视频监视画面显示能任意编程,自动或手动切换。在画面上有摄像机的部位地址和时间、日期等。在 1 台监视器及录像机上,接近实时地录制最多 16 台摄像机图像,并根据需要全屏、四画面、九画面、十六画面显示。图像信号可以通过网络传输,如图 2-86 所示。

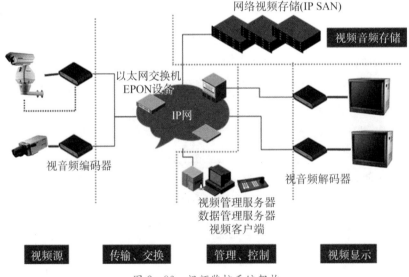

图 2-86 视频监控系统架构

摄像机、报警探测器采集信号送入数字监控主机，压缩保存在机内硬盘上，数据存满后自动循环覆盖存储，普通区域保存记录 30 天，重点区域保存记录 90 天。

为了方便日后查询，图像记录采用数字记录方式。当市电中断或关机时，所有编程设置均可保存。

PT 区每个治疗控制室内另装有 1 个摄像头，监控视频可通过会议室和其他控制室装置的显示屏看到治疗控制室的状况。

2. 入侵报警系统

入侵报警系统是综合安全防范系统的重要组成部分，是一种先进的通用的现代化安全防范系统，系统通过安装现场的各类报警探测器获取报警信号，以各种方式传入控制设备，经处理后输出相应的报警信息（图 2 - 87）。为了保证医院内部设备、资料、人员的安全，在医院的周界处设置电子围栏，在医院各子建筑内部重要区域，如档案库、财务室、收费处、药剂科等位置设置不同数量、不同类型的探测器，实时检测非法入侵行为，保证医院内部安全。

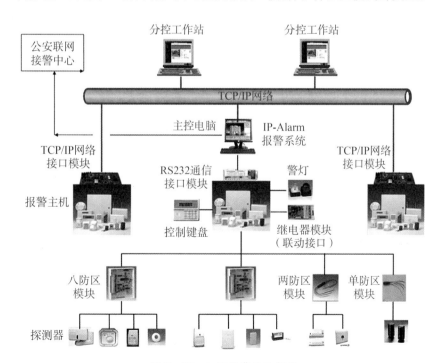

图 2 - 87　入侵报警系统架构

入侵报警系统分为前端报警探头(包括红外/微波双鉴探测器、手动报警按钮、周界电子围栏)、防区模块、报警主机和传输线路。系统采用总线式报警主机,通过 RS-485 总线将前端各类探测器连接起来,当前端探测器报警时,通过总线传输到报警主机,主机能记录信息和触发警灯警号,同时通过联动设备对其他安防子系统进行联动操作。

医院统一设置 1 套入侵报警系统平台,在消防安保机房设置 1 台报警系统主机。

入侵报警系统是 1 个集现场监视、指挥于一体的管理系统,主要对重要房间进行安全防范,如在挂号收费处、药房以及到屋顶的通道上等重要区域设置报警探测器,同时在药房、挂号收费处以及护士站等地方设置手动报警方式。

入侵报警系统根据安全防范管理的具体要求和环境条件,对设防区域的非法入侵、盗窃、破坏和抢劫等进行实时、有效的探测与报警。系统分别或综合具有周界防护、建筑物内(外)区域/空间防护、重点实物目标防护等功能,并有报警复核功能,防止漏报、误报。系统自成网络,独立工作,也有输出接口,用手动或自动方式实施报警;不仅能本地报警,还能异地报警和报警声级检验。

与 110 联动报警:入侵报警系统通过报警模块使系统与公安联网接警中心联动,当达到一定等级时,发送报警信号给公安部门。

3. 门禁管理系统

门禁管理系统是医院综合安全防范系统中重要的一部分。可以对重要通道的进出权限进行管理,设置进出通道的权限,记录时间。通常由读卡器、门禁控制器、磁力锁、出门按钮、门禁主机组成(图 2-88)。门禁主机放置于消防安保机房中,对医院整体门禁进行监控管理。

医院设置 2 套门禁管理系统平台,其中,在 PT 区辐射安全防护办公室内设置 1 套平台,进行 PT 区门禁系统的管理。在消防安保机房设置 1 套平台,进行地下室、行政楼、门诊楼、病房楼等区域门禁系统的管理。

门禁管理系统实现如下功能:存储功能、集中管理功能、权限管理功能和异常报警功能。每个工作人员出入权限设定、控制和出入时间必须详细记录和存储。门禁管理系统采用集中统一供电的方式,发生火灾时,系统可

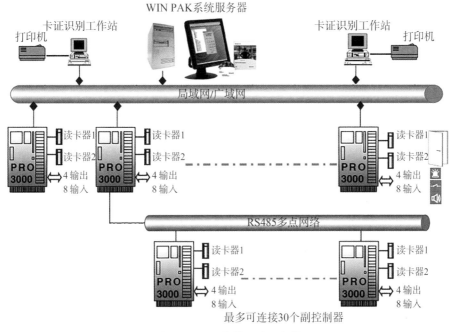

图 2-88　门禁管理系统架构

以接受消防系统的联动控制,实现断电开门。

　　可实现指定区域分级、分时段的通行权限管理。限制相关人员随意进入医院、病房、PT 区等其他地方,并根据医院工作人员的职位或工作性质确定其通行级别和允许通行的时段,有效防止内盗、外盗。

　　实时显示、记录所有事件数据。读卡器将数据实时传送给计算机后,可在管理中心电脑中显示持卡人(姓名、照片等)、事件时间、门点地址、事件类型(进门刷卡记录、出门刷卡记录、按钮开门、无效读卡、开门超时、强行开门等)且记录不可更改。报警事件发生时,计算机屏幕上会弹出醒目的报警提示框。

　　系统可通过联动输出点与楼宇自动化、闭路监控、防盗及消防报警等其他系统协调联动,当出现消防意外情况时,强切断电,断开磁力锁门禁控制。

　　控制器可脱机工作(与管理主机失去联系),并且不影响进出门;当门禁与管理中心重新建立通信时,控制器能实时上传事件信息。

　　设备运行状况监控,通过通信服务器,管理中心可实时了解系统各个设备的运行情况。当某个门禁控制器通信不正常时，会出现醒目的报警提示。

2.7　辐射安全系统技术解析

2.7.1　质子重离子电离辐射源解析

质子重离子治疗装置所产生的电离辐射源包括瞬发辐射源和残余辐射源。

在粒子加速过程中，或者使用加速粒子的时候，粒子通过与原子或原子核发生相互作用而产生瞬发辐射场。瞬发辐射场的性质与粒子的能量、种类以及作用靶都有密切关系。

对质子重离子加速器，入射粒子的能量低于 10 MeV/u 时，只有在一些核反应阈值较低的材料上会发生核反应。因此，低能的核反应很大程度上和靶材料的核结构有关。当入射的质子或重离子能量高于 10 MeV/u 时，开放的核反应道越来越多。能量为 10～1 000 MeV/u 的入射粒子到原子核内后与核内的核子发生级联碰撞、交换能量、打出能量很高的级联中子，在激发核退激过程中又会释放出能量较低的蒸发中子，并伴随有 γ 射线的发射，级联中子和蒸发中子由于慢化会变成热中子。能量低于 1 GeV/u 的重离子不需要考虑介子的生成问题。加速器瞬发辐射场主要是初级的入射粒子，即质子和重离子，以及电磁级联、强子级联辐射后产生的各种次级粒子，但光子和带电粒子经过屏蔽材料时大都被吸收，只有很小一部分对屏蔽外的剂量场有贡献，所以瞬发辐射的外辐射场主要是中子辐射。瞬发辐射源与加速器的运行直接有关，随加速器的停机，其全部成分同时消失。

残余辐射源指感生放射性。加速器装置运行时，初级粒子以及所产生的次级粒子会形成的瞬发辐射场，使加速器构件及周围介质，如隧道内设备冷却水、空气、屏蔽墙、土壤及地下水等活化，从而产生感生放射性，放出 β 粒子、γ 射线，构成残余辐射场。加速器停止后，感生放射性依然存在，因放射性半衰期不同而不同程度地随时间的延长而衰减。在加速器停机维护期间，这些被活化的加速器器件、循环冷却水及加速器隧道内空气放出的 β 粒子、γ 射线是主要的防护对象。具体过程产生的粒子如下。

1. 质子重离子

对于质子重离子加速器治疗系统,在机房防护中,考虑由质子重离子引发的次级粒子的防护。

2. 级联中子和蒸发中子

质子重离子在粒子加速、束流引出、束流输运和束流准直等过程中,不可避免地将在治疗设施的部件上发生束流损失。在这个过程中,质子、重离子与物质的原子核发生级联反应,产生能量很高的中子(最高能量接近入射粒子能量)和其他级联产物。级联中子能量较高,角分布主要集中在质子重离子入射前方。原子核被质子、重离子轰击后处于不稳定状态,在自行退回稳定状态的"振荡退激"过程中再次发射出蒸发中子,其能量较低,为几 MeV,角分布接近各向同性。退激过程伴随发射 γ 射线。临床应用的质子重离子治疗系统使用的 2 种粒子,最低能量均大于 100 MeV,产生的次级粒子主要考虑级联中子和蒸发中子。在中子总产额中,蒸发中子约占 95%,级联中子占百分之几,但能量较高,其中能量大于 20 MeV 的占级联中子的 50% 以上。

3. 天空散射

由于加速器和治疗室建于地下,且顶层按主屏蔽设计,所以重离子医院的辐射防护不考虑天空散射。

4. 散射和漏射

屏蔽室内的次级辐射受墙、顶和地板的一次或多次散射以及中子俘获产生的 γ 辐射,在迷道入口形成一定的辐射剂量。屏蔽室内次级辐射贯穿迷道内屏蔽墙的漏射辐射。

5. 感生放射性

中子或高能 γ 射线与物质发生(n, γ)或者(γ, n)反应,产生放射性核素,主要包括以下几类产物。这里我们按照治疗室装置活化和加速器自身结构活化产生的感生放射性进行分析。

(1)治疗室装置的活化:对于质子重离子治疗系统,治疗室机头感生放射性辐射场分布不均匀,其大小与位置有很大关系。这种活化辐射的剂量场是摆位人员接受剂量的重要来源,对患者治疗是一种附加辐射。

(2)加速器结构材料活化产物:这里主要包括以下 6 部分内容:一是加

速器隧道内空气的活化,在质子重离子治疗装置运行时,粒子在传输过程中由于束流损失质子或重离子打在真空管壁或者加速器器件上,从而产生次级粒子(中子和 γ 射线)。一般情况下,由于 γ 射线的总产额小,经验计算结果表明, γ 射线的总产额约为中子总产额的 $1/5$,且能量大于 $2\,MeV$ 的 γ 射线产额小于 1% ,因此, γ 射线引起的活化相比中子引起的可以忽略不计,对于隧道内空气,只考虑因中子活化而产生的气态放射性。空气中生成的主要放射性核素有 ^{11}C 、 ^{13}N 、 ^{15}O 和 ^{41}Ar 等。这些放射性核素放出 β 射线,然后衰变为稳定的核素。二是冷却水的活化,在质子重离子治疗装置运行时,粒子在传输过程中由于束流损失质子或重离子,打在真空管壁或加速器器件上,从而产生次级粒子(中子和 γ 射线)。次级粒子中的中子会将流经这些器件的一次冷却水活化。由于二次冷却水不直接与被冷却器件接触,距离束流损失点较远,不考虑被活化。一次冷却水被活化而产生的主要放射性核素有 ^{7}Be 、 ^{3}H 、 ^{11}C 、 ^{15}O 等。三是加速器器件的活化,加速器器件的活化由初级粒子的直接作用及次级粒子的作用产生,主要是束流损失较大处的部件易被活化。主要被活化的部件有束流管道、偏转磁铁、束流垃圾桶等。主要的构成材料为不锈钢和铜。活化产生的主要放射性核素有 ^{48}V 、 ^{51}Cr 、 ^{52}Mn 、 ^{52m}Mn 、 ^{54}Mn 、 ^{56}Mn 等。四是屏蔽墙的活化,重离子因束流损失而产生的次级粒子引起屏蔽体混凝土的活化。五是地下水及土壤的活化,重离子因束流损失而产生的次级粒子会引起加速器隧道及治疗室周边土壤和地下水的活化。由于混凝土和土壤的成分复杂多样,活化能够产生多种感生放射性核素。具体取决于加速器粒子的能量、种类、束流强度、运行模式和运行时间等。六是臭氧和二氧化氮,在质子重离子因束流损失而产生的次级粒子中,光子中能量小于光核反应(γ ,n)的阈能时,这些光子因空气介质辐照而产生臭氧(O_3)、二氧化氮(NO_2)等。这些气体是有害气体,需要采取诸如排风等措施使其浓度降低到相关管理标准之下。

2.7.2　辐射防护设计

在对建筑进行辐射防护设计时,首先需要根据上述质子重离子加速器在运行过程中所产生的粒子类型和大小,有针对性地展开具体的设计建造。

该设施可以实现的 2 个主要与辐射防护相关的临床参数有单次溢出最

大粒子强度、最大粒子能量和粒子种类使用的时间分布。

1. 单次溢出最大粒子强度

质子的单次溢出最大粒子强度可以达到 $2×10^{10}$ 粒子数,即每秒粒子数量的上限为 $1×10^{10}$ 粒子数/每秒乘以每循环溢出的时间下限 2 s,设施甚至可能每次达到 $4×10^{10}$ 粒子数;重离子的单次溢出最大粒子强度可以达到 $1×10^9$ 粒子数,即每秒粒子数量的上限 $3.3×10^8$ 粒子数/每秒乘以每循环溢出的时间下限 3 s。

2. 最大粒子能量及粒子种类使用时间分布

质子的最大粒子能量可达 250 MeV/u,重离子的最大粒子能量可达 430 MeV/u。根据以往实际的临床使用情况,使用的质子能量预测值为 90%用 150 MeV/u,10%用 220 MeV/u;重离子使用的能量预测值为 90%用 280 MeV/u,10%用 430 MeV/u。

预测的粒子种类使用的时间分布占比为初期主要使用质子束流,其中,重离子占 10%而质子占 90%;长期主要使用重离子束流,其中,重离子占 70%而质子占 30%。

该设施根据以上主要参数和驻留时间以最保守的(冗余度最高)情形计算辐射防护量,预计辐射防护的几何尺寸,以此建造整个辐射防护建筑墙,按每年出束时间 2 000 h 计算,整个设施有效剂量大约为 0.6 mSv/a,与实际监控的数据(0.52 mSv/a)接近,符合预期辐射防护的设计目标。

质子重离子治疗装置的运行能量较高,在重离子医院的 IONTRIS 中,质子最高能量达 221 MeV,重离子最高能量达 430 MeV/u。按照新的国家放射治疗装置分类标准,属于 I 类射线装置,其对于建筑辐射屏蔽的要求非常高。

质子和重离子除本身具有极高的能量外,其与物质相互作用后,也会产生瞬态或残留的辐射,对人体和环境产生危害的风险极高(质子重离子在相应空间所产生的粒子射线分析见后),所以建筑辐射屏蔽与安全防护十分重要。

各建筑墙体根据辐射防护相应的公式,再加上具体的实际条件计算了屏蔽墙的厚度。且一般在建造屏蔽墙的过程中,根据理论计算的结果,在实际建造时都相应增加了十到几十厘米厚度,这样就能增加辐射防护时的冗余度。

　　根据质子重离子加速器的能量及类型,如直线加速器配合同步加速器对质子及重离子进行加速时,直线段的防护水平相比其他段较低,一般 1 m 的混凝土墙即可达到放射防护的目的。然而在治疗室内,尤其是主射线对应的墙体,其墙体厚度可以达到 3.5 m 以上,且墙体内的混凝土中还掺杂重金属材料,如铁。这样不但增加防护效果,而且还可以减少墙体厚度,提高建筑的面积使用率。

　　有了上述分析后,按照分析结果对质子重离子加速器不同部位进行建筑屏蔽。

　　由于质子重离子治疗装置是一种高能粒子加速器装置,为了保证运行安全,需要对装置设立辐射屏蔽及其他辐射安全相关设施。辐射安全方面,为该装置设计了超大体积钢筋混凝土屏蔽墙,治疗室底板厚度为 2.95 m,其中主辐射屏蔽墙混凝土厚度为 3.7 m、外加 1.5 m 厚的钢板(每块高 4.65 m、宽 2 m、厚 0.1 m 的数十块钢板交错叠加焊接而成)。

　　因为装置的运行会对辐射屏蔽墙造成轻微的活化而产生感生放射性,故从辐射安全角度出发,需要将因活化而产生感生放射性对工作人员的辐射照射降低到可合理达到的尽可能低的水平,因活化而产生的感生放射性的量的多少与被活化介质的材料和化学组分有关,所以有 2 个方面的特殊设计。

　　一方面,在治疗室内正对治疗头束线引出的墙上,钢板留洞(左右空洞的高度是 1 000 mm,宽度是 600 mm)作为钢砖堆叠用,如果活化超过剂量,后期可以更换,而不需要更换整体的钢板。4 个治疗室总用钢量为 1 600 t。

　　另一方面,为了控制混凝土屏蔽墙感生放射性的量,对以辐射屏蔽为目的混凝土材料提出了相应的要求。依据 PT 设备供应厂家的技术合同条件(几何规格/混凝土规格),要求混凝土的密度不能低于 2.35 g/cm³,水泥中的微量元素 Co、Ag、Ir 小于 50×10^{-6};Eu、Sm、Gd、Dy、Tm 小于 10×10^{-6}。

　　医院的混凝土施工和材料满足《混凝土结构设计规范》(GB 50010—2002)、《混凝土结构工程施工质量验收规范》(GB 50204—2002)及国家和上海的相关规范和标准的要求。其中,大体积混凝土满足大体积混凝土的裂缝控制要求,质子重离子系统屏蔽用的钢筋混凝土满足防辐射要求。质子重离子屏蔽区域内混凝土浇捣总量约为 30 800 m^3。

2.7.3 辐射安全系统

1. 辐射安全连锁的目的和作用

PT 区个人安全防护系统(personnel safety system,PSS)是为了保障进出入 PT 区域的工作人员安全而设置的。为了能够更好地管理进出 PT 区人员的权限,特别设置了 1 套 PSS 联动门禁管理平台。此平台由 PT 区门禁系统和 PSS 通过软硬件平台的结合设置组成。PSS 拥有最高权限,监控 PT 区域整体情况,并发出指令给 PT 区门禁系统进行管理,PT 区门禁系统负责现场物理层的控制管理。当主系统发生故障或意外时,实时无缝地切换到备用系统上,以保证医院 PT 区域治疗的正常进行和人员安全。

加速器运行时会在加速器隧道内和线站内产生高辐射,停机后瞬时辐射消失,局部区域可能存在残余辐射。因此设立辐射安全连锁系统(PSS)来防止加速器工作人员误入高辐射区而受到伤害,以及限制辐射对人的照射。

高能加速器要求在开机前执行 1 套特定的安全搜索程序完成,隧道(或 HUTCH)清场和连锁建立,连锁完成信号作为加速器开机的必要安全前提条件,从而保障了工作人员的人身安全。

当加速器运行时,任何 1 个潜在的可引起事故照射的行为将违反安全连锁系统,产生 1 个终止加速器运行的连锁信号,其结果将中断加速器运行以及剔除储存的束流。

PSS 联动 PT 门禁平台可实现如下功能:存储功能、集中管理功能、权限管理功能和异常报警功能。门具有双向读卡功能,当有双翼门时,必须同时控制双翼门的开闭,并在 PT 监控中心显示每扇翼门的开关状态。每个工作人员出入权限设定、控制和出入的时间必须详细记录和存储,门禁系统同时与工作人员的个人辐射计量系统相联系,当工作人员的个人辐射计量超过设定值时,不允许其进入。门禁管理系统采用集中统一供电的方式,进入的工作人员在发生事故的危急时刻启动紧急按钮时(此时可不用读卡器),必须立即打开门扇,大楼发生火灾时,系统可接受消防系统的联动控制,实现断电开门。

单个门禁控制系统包括门禁控制器、IC 卡读卡器、门磁开关或限位开关、电控门锁、强行进出机构、确认按钮等。

PSS 联动 PT 门禁平台主机安放在 PT 区辐射防护办公室内,门禁控制器可通过 TCP/IP 协议方式将所有数据传回门禁控制主机并上传至管理平台。

实现对指定区域分级、分时段的通行权限管理。限制相关人员随意进入医院、医疗区等其他地方,并根据医院工作人员的职位或工作性质确定通行级别和允许通行的时段,有效防止内盗、外盗。

实时显示、记录所有事件数据。读卡器将数据实时传送给计算机后,可在管理中心电脑中立即显示持卡人(姓名、照片等)、事件时间、门点地址、事件类型(进门刷卡记、出门刷卡记录、按钮开门、无效读卡、开门超时、强行开门等)且记录不可更改。报警事件发生时,计算机屏幕上会弹出醒目的报警提示框。

支持多卡开门模式;可设定某些重要门点如财务室、密库、仓库等,只有多个人同时读卡才能开门。

支持防胁迫密码输入功能;当用户被歹徒劫持进门时,可读卡后输入约定胁迫码进门,在歹徒不知情的情况下,中心将及时接收此胁迫信息并启动应急处理机制,确实保障该用户及工作区域的安全(须配合带键盘读卡器)。

系统可采集各种事故信号(火警、匪警等),及时记录并报警。

系统可通过联动输出点与楼宇自动化、闭路监控、防盗及消防报警等其他系统。

控制器可脱机工作(与管理主机失去联系),并且不影响进出门;当门禁与管理中心重新建立通信时,控制器能实时上传事件信息。

电子地图远程开门。在控制中心,拥有权限的管理人员,在电子地图上可对各门点直接进行开/闭控制。

系统充分考虑安全性,可设置不少于 12 个操作员并设置不同的密码,系统的操作员可以分为多个级别,级别低的操作员只能监视信息,而级别最高的操作员可以修改系统内的任何权限。

设备运行状况监控,通过通信服务器(CS),管理中心可实时了解系统各个设备的运行情况。当某个门禁控制器通信不正常时,会出现醒目的报警提示。

2. 辐射安全连锁的设计原则

辐射安全连锁系统的设计原则主要基于中国相关法规,并参考了一些具有指导性的国际文献。主要设计原则如下。

系统须采用"故障安全"的电路和组件。安全设备或者设备电源产生的任何类型的故障都必须停止加速器以确保安全。为了加强可靠性,关键设备须采用"冗余技术"。在高辐射区域,安装有急停按钮和搜索按钮。这些按钮需清楚可见、容易识别、标记清晰、容易触及。连锁区域入口处的门需有紧急出口机制。对于连锁上的门也得有紧急进入机制。当某个急停按钮被按下,触发连锁,则需要在触发现场通过手工解锁复位。在通往辐射区的出入口和控制台上,安装标记清晰的状态指示灯和警灯,用于显示系统的实际工作状态。安全连锁系统须为可测试的。为了确保正常运行,至少每6个月对所有的安全设备和报警设备检查一遍。

具体的 PSS 设计原则如下。

(1) 系统遵循"失效安全、多样性、硬件最可靠、最优切断"原则,系统或重要部件采用冗余技术,具有不受其他系统限制等特性。

(2) 遵照系统硬件安全可靠、经济合理、技术可行的原则,采用在工业控制系统中被证明是可靠的产品。同时与完善的管理制度、规章制度等软件措施相结合,以达到人机合一、更加安全可靠的效果。

(3) 急停按钮和搜索检查按钮需清楚可见、容易识别、标记清晰、容易到达(位置、带灯、中英文标记)。

(4) 用违反连锁或急停开关的办法停机,系统不能自动复位。中断部位必须经人工复位后,方能重新启动加速器。

(5) 在加速器隧道、实验大厅内人员容易看到的地方安装旋转式红色警告灯及音响警告装置。在通往辐射区的走廊、出入口和控制台上安装工作状态指示灯。

3. 辐射安全连锁系统的组成及要求

(1) 辐射安全连锁系统:主要包括控制台、控制柜以及其他子系统,各个系统的关系如图 2-89 所示。

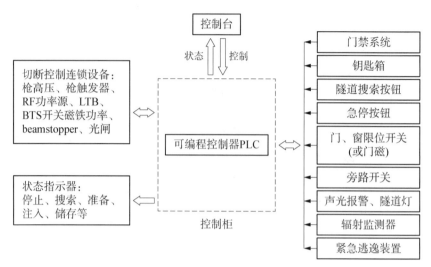

图 2-89　辐射安全连锁系统的组成

（2）PSS 系统的技术要求：PSS 联动 PT 区门禁平台主要由识别卡、前端设备（读卡器、门状态探测设备、锁具、门禁控制器等）、传输设备、系统管理服务器、管理控制工作站、制卡设备（制卡数码照相机、卡证打印机、制卡工作站）及相关应用软件组成。

PT 区门禁系统保证授权人自由出入、限制未授权人进入未获授权区域、对强行闯入的行为进行报警，从而保证门禁控制区域的安全。PT 区门禁系统应该对出入人员进行管理，确保质子重离子医院安全、有序。门禁系统需要满足医院各部门的系统的独立管理，并且实现远程联网管理。门禁系统需要与监控系统、报警系统联动。当 PT 区门禁系统正常开门时，报警系统撤防，工作人员可以自由工作；当门禁系统非正常开门时，报警系统布防，将报警图像在监控中心的工作站上显示出来，并录像。

系统要求常规安保门禁和 PT 区门禁能独立运行和管理；系统使用智能 IC 卡作为出入门介质；持卡人将有效卡给卡片阅读机确认即可，不必输入密码；每个读卡器连接区域控制器的组合都是智能化的，拥有独立的资料存储和 CPU 处理，因而可以独立运作，不必依靠高一级的控制指令。读卡器读取卡号，将卡号送到区域控制器处理，卡片阅读机内的电池备份可在断电的情况下维持资料至少 1 个月。当卡片阅读机处于独立运行状态（脱机状态）

时,可储存 10 000 次出入记录,而在卡片阅读机与保安管理工作站恢复通信时,将所储存的记录报告给保安联控管理中心;对没有关好的门及非法开门及时报警,并通过保安系统通知保安部门处理,此外,对所有出入事件、报警事件、故障事件等保持完整的记录。

有扩展功能,可扩充停车场出入闸机收费功能、电梯轿厢内 VIP 卡服务功能、食堂智能卡收费功能及内部考勤功能等;系统能区分持卡人级别,限定地方出入,提供有层次的设备。

系统在 Windows 2000 平台下运作,操作员对系统的运行状况一目了然,方便维护系统的各种数据库,改变运行参数,实施控制操作。

当原持卡人报失时,智能卡系统可根据原持卡人记录及储存信息对遗失卡者的资料进行设定,令非原持有者不能通过系统进出。

系统应具有以下功能:记录、修改、查询所有持卡人的资料;监视记录所有出入情况及出入时间;监视门锁开关状态,具有报警功能;对非法侵入报警并记录;当火灾信号发出后,自动打开相应防火分区的电子门锁,方便人员疏散。

报警监控:系统对非法使用(强行进入、破坏读卡器、多次非法读卡等)进行报警。

自动提取资料能力,通过网络能在门禁数据库(SQL Server)自动提取卡基础信息和控制信息,转换为门禁系统运作资料,并随时更新。

接收并运用外来标准资料的能力,能接收标准接口资料,自动插入新持卡人、更改持卡人权限、删除离职持卡人资料,并转换为门禁运作数据。

系统须具备事件查核功能。

4. 辐射安全系统工作流程

PT 区共有 5 处区域配置门禁控制器进行控制管理,分别为离子源房、直线加速器舱段、同步加速器出入口、安装竖井一层、安装竖井二层。5 处区域安装的防护门也各不相同,离子源房、直线加速器舱段均采用医用辐射屏蔽门;同步加速器出入口采用大型防火木门;安装竖井一层、安装竖井二层采用金属无框栅栏门。

这 5 处的门禁控制系统管理平台放置于 PT 区防辐射办公室。具体要求如下:离子源房、直线加速器舱段采用医用辐射屏蔽门,由电动门控制箱对其进行开关控制。门禁系统需要从控制箱内接线端点上取相应信号控制医用辐射屏蔽门的正常开关，从通过刷卡可进入。但紧急情况下只能从辐射屏蔽门内部打开辐射门出去，但不能进入。同时，门禁系统在控制辐射屏蔽门的同时，需要将辐射的开/关状态反馈给 PSS，PSS 通过门禁系统对医用辐射屏蔽门的开/关进行控制。医用辐射屏蔽门电控箱可提供各种信号状态端点，使门禁系统对其进行控制。

系统工作流程如下。

（1）反复广播，通知人员注意，加速器准备搜索。

（2）在中央控制台上取总连锁钥匙，在连锁系统控制板上取相应连锁区域门钥匙，开门、刷 IC 卡并携带钥匙，进入现场搜索，按下搜索/急停按钮进行清场，通知人员离开。

（3）刷 IC 卡，关闭隧道门，插回区域门钥匙。此时隧道声光报警并持续一段时间。

（4）将总钥匙插回中央连锁控制板。

（5）操作员检查全部连锁状态，就绪后，开机。

5. PSS 的巡检和定期维保

1）PSS 巡检的主要内容

为全力保障医院的正常运营，针对 PT 区域，PSS 必须做到每周一检。现场系统工程师每周对 PSS 进行常规检查，对系统的前端点位使用相应的工具进行检测，并做好相应的巡检记录，保证系统的正常运行，并在出现故障的第一时间排查问题。

（1）系统检测计划——系统线路的检测。

低压供电线路均采用放射式布线供电，电压为 DC 24 V，线路选用工业电力电缆与阻燃电缆相结合的低压供电网路，检测线路程序为点对点逐根检测。

（2）按 PSS 点位布置总图，复查电缆的规格是否与设计相合。

电缆相间绝缘检测、相间对地绝缘检测、回路系统绝缘检测均选用 500 V 摇表，电阻值必须大于 0.5 MΩ，回路检测是将相连的开关、起动装置的定触头同时检测，所测得的电阻值为回路最终阻值，并填写测量记录。

（3）系统检测计划——系统设备的检测。

系统设备每月进行检查测试,并做好相应的检测记录单。

2)所采取的预防风险措施

将 PT 区域门禁与全院门禁进行物理分离;备份 PT 区门禁系统;系统门禁接入 UPS 不间断电源;系统巡检测试提前发现并解决存在的问题。

3)系统故障的应急处理

当持卡人员门禁联动卡片失效时,PSS 系统工程师通过 pro3000 系统查看相应人员的权限及卡片使用状态,根据需求更新相关卡片信息,相应时间为 30 min。

当不能搜索时,有 2 种原因:一是元器件问题,恢复或更换相关区域的元器件即可;二是 PSS 门禁控制器不能够发出命令,检测系统并更新恢复即可。

当治疗室所建立的连锁被破坏时,须查找被破坏连锁区域的相关门磁触点,恢复其物理连接。

2.8 PT 区建筑技术解析

2.8.1 PT 区建筑概述

2007 年 2 月,上海市发展与改革委员会(简称市发改委)以沪发改社(2007)06 号批准《上海质子(重离子)放疗系统项目建议书的批复》;2009 年 6 月,市发改委批复项目调整可行性研究报告;2009 年 9 月,上海市住房和城乡建设管理委员会批准项目的扩初设计;2009 年 12 月,上海市环保局发放放射设备环评报告书审查批复;2009 年 11 月,领取桩基阶段施工许可证;2010 年 1 月,领取上部建筑施工许可证;2010 年 1 月,桩基施工全部完成;2011 年 3 月,质子重离子区域完成混凝土浇筑;2012 年 1 月,建筑基本完成;2012 年 1 月,按合同要求提前 5 天进入质子重离子设备安装;2012 年 5 月,进行竣工备案制验收。

重离子医院是为引进国际上先进的质子重离子放疗设备而新建的医院,特别是 PT 区在项目管理上要针对建筑、结构和配套设备的特殊性制定特殊的建设工艺流程。PT 区建筑面积为 16 400 m²,建筑高度为 13.75 m,

分为地下一层和地上两层结构,装置的主体设在地下(图 2-90、图 2-91)。离子源、低能输运线、直线加速器、同步加速器和高能输运线以及治疗室都是相对独立的房间,可进行独立的辐射防护和管理。中能输运线和高能输运线的束流配送都可穿过一定厚度的屏蔽墙。高能输运线为两段式结构,水平传输线位于地下一层,垂直和半垂直传输线位于地上一层。

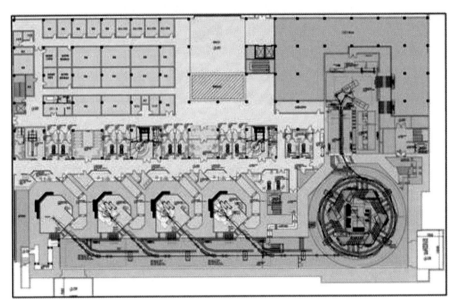

图 2-90 PT 区平面图

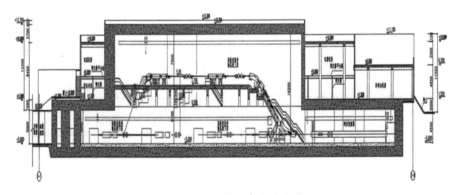

图 2-91 PT 区建筑剖面图

PT区的建设的特殊性包括：桩基工程及结构沉降差监测和微振动要求高、大体积混凝土的材料要求高、大体积混凝土的裂缝控制要求高以及设计施工技术要求高。PT设备供应厂家对PT建筑的沉降要求，不均匀沉降差前3年的要求为：10 m距离内，每年不高于0.35 mm；3年后要求为：10 m距离内，每年不高于0.25 mm。为此设计、施工、监测等采取以下措施，确保满足PT建筑沉降差的要求。

2.8.2 桩基工程

在桩基工程方面，针对上海软弱地基土，设计选用了第九层土作为桩基础的持力层，工程桩基总数量为1915，其中PT设备区域68 m灌注桩长桩729根，桩径为850 mm，为控制桩端受力时的微量变形及绝对沉降量满足相对沉降差的要求，采取桩端注浆施工工艺。经小应变检测，一类桩的桩端注浆达97.1%。PT区68 m长桩的桩端注浆100%完成，并达到设计要求（设计要求为注浆量按2 t来控制，不应少于1.5 t，且注浆压力达到2 MPa）。

2.8.3 结构沉降监测

在沉降监测方面，为了及时收集和分析建筑物在结构施工及设备安装、运行中的沉降信息，确保设备运行安全，委托专业单位采用激光跟踪仪和人工特等水准相结合的方法，观测PT区建筑沉降。观测时间为工程施工开始后的6年。经观测，在工程施工开始后的6年时间内，监测不均匀沉降差满足小于0.25 mm/(10 m·a)的要求。

采用激光跟踪仪进行监测，具体监测方法如下。

1. 点位布置

9个高能区地面监测点，23个墙体控制点，8个治疗室控制点及监测点，13个同步区地面监测点，21个墙体控制点，3个中低能区地面监测点，16个墙体控制点。

2. 埋设

束流线地面监测点是将高精度棱镜基座预埋在束流线沿线的整浇层中，每次进行测量时将高精度反射棱镜放置在基座上，用激光跟踪仪测量出监测点的三维坐标。墙体控制点和监测点则是将基座埋入墙体内（图

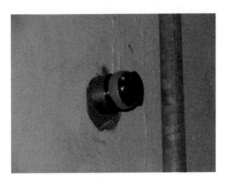

图 2-92　埋设于墙体中的基准点

2-92）。

3. 测量仪器

采用 LTD 640 激光跟踪仪和相应的高精度反射棱镜及徕卡 Nivel210/Nivel220 精密双轴电子倾角传感器。

4. 测量方法

（1）建立监测控制网：在监测之前需要建立跟踪仪监测基准网。建立基准网的目的包括 2 点：第一，建立以水平面为 xOy 平面的坐标系；第二，测量整条束流线所在构筑体沉降情况。跟踪仪需要多次设站，该基准网也用于将不同测站的数据统一到同一坐标系下，这样才可以进行数据比较。

跟踪仪监测控制网中的控制点布置在建筑墙面和地面上。布设方式为将棱镜基座埋设于墙体或整浇层中，如图 2-93 所示。棱镜布设在束流线沿线两边的墙体或地面上，每隔 5 m 布设 1 个基准点。在整个束流线的范围内建立 1 个条状的控制网。

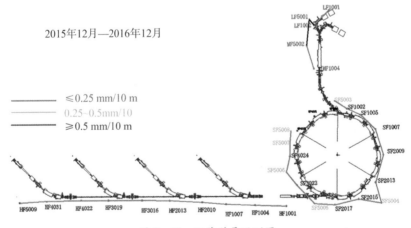

图 2-93　沉降差异观测图

控制网的建立采用 LTD 640 激光跟踪仪测量各个监测点的三维坐标。并在跟踪仪上安装 Nivel200 电子水平仪，从而保证整个跟踪仪测量坐标系的 xOy 平面为水平面，并在相邻两站中加入公共点（公共点数量保证有 4 个以上)。通过公共点将所有测站控制点统一到同一个坐标系中,从而完成控制网的建立。

(2) 监测点测量:进行监测时,采用 LTD 640 激光跟踪测量监测点的三维坐标。同时,需要测量 4 个以上控制点,将监测点的三维坐标转换到控制网坐标系中。对两期测量计算得到的监测点 z 坐标进行比较,得到束流线区域构筑体的沉降情况(图 2 – 93)。

2.8.4　微振动控制

在合同附件中,额外要求在病人治疗过程中,稳定束流在亚毫米范围内,即对束流光学元件的位置稳定性提出了低于 0.01 mm 的要求。由于没有主动的束流校正,束流光学元件的要求也就转化为对地面振幅的限制,即在 5~35 Hz 的频率范围内,地面振幅要小于 0.01 mm。为避免机电设备运行时产生的振动(一般为高频范围)影响质子重离子系统的正常运行,对冷冻机房、冷却水机房等地面采用了弹簧隔振浮置地板的隔振防护措施(图 2 – 94),确保振幅满足设备厂商提出的小于 0.01 mm 的要求。

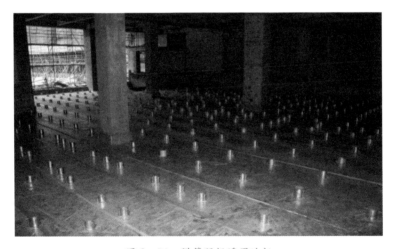

图 2 – 94　弹簧隔振浮置地板

2.8.5　大体积混凝土材料的选择

由于质子重离子治疗装置是高能粒子加速装置,为了保证安全运行,需要对装置设立辐射屏蔽及其他辐射安全设施。辐射安全方面,为该装置设计了钢筋混凝土屏蔽墙。装置的运行会对辐射屏蔽墙造成轻微的活化而产生感生放射性,需要尽可能降低其对工作人员的辐射照射水平。因活化而产生的感生放射性的量的多少与被活化介质(这里指混凝土屏蔽墙)的材料和化学组分有关。为了控制混凝土屏蔽墙感生放射性的量,对用于辐射屏蔽目的的混凝土材料提出相应的要求。

为了满足设备供应商技术合同条件和设计单位对质子重离子区域屏蔽用混凝土的技术要求,采取以下施工方案及措施:

对本区域的混凝土采用模拟试验的方式,使测试构件能真实反映本工程结构体的技术指标。模拟构件体尺寸为 $4\,m \times 4\,m \times 4\,m$,通过模拟屏蔽用混凝土实体试验,获得了相应施工参数和实测数据,对小试和中试所获得的配合比进行验证和优化。经过研究,确定质子重离子区域辐射防护屏蔽用混凝土中大体积混凝土裂缝开展宽度小于 $0.4\,mm$、微量元素小于 10×10^{-6} 等技术要求,并通过对混凝土试块进行拌合物性能、力学性能、耐久性、微量元素、密度、钻芯强度和均匀性等分析和优化,补充、完善主体结构的施工方案。

大体积混凝土配合比的选择在符合工程设计规定的结构构件的强度等级、耐久性、抗渗性、体积稳定性等要求外,还应符合大体积混凝土施工工艺特性的要求,并应符合合理使用材料、减少水泥用量、降低混凝土硬化过程中绝热温升值的原则。

大体积混凝土配合比设计除应符合现行国家行业标准 JGJ55 外,还应符合下列规定。

(1) 所配制的混凝土拌合物到浇筑工作面的坍落度应低于 $160\,mm$;对强度等级为 C25~C40 的混凝土,其水泥用量宜控制在 $230 \sim 450\,kg/m^3$。

(2) 拌和水用量不宜大于 $190\,kg/m^3$。

(3) 矿物掺合料的掺量应根据工程的具体情况和耐久性要求确定;粉煤灰掺量不宜超过水泥用量的 40%;矿渣粉掺量不宜超过水泥用量的 50%;2 种掺合料的总量不宜超过混凝土中水泥用量的 50%。

(4) 水胶比不宜大于 0.55。

(5) 砂率宜为 $38\% \sim 45\%$。

(6) 拌合物泌水量宜小于 $10\,L/m^3$。

2.8.6　混凝土裂缝控制

由于质子重离子医院工程的混凝土体量比较大,因此必须在施工和材料等方面采取严格措施,以控制裂缝产生。混凝土的质量及裂缝与施工工艺密切相关,施工总承包单位协调原材料供应单位、混凝土生产单位、混凝土浇捣单位、材料试验单位等进行专题研究,制订保证混凝土质量及防止混凝土裂缝的施工措施如下。

配制大体积混凝土所用水泥的选择及其质量应符合下列规定。

1) 所用水泥应符合下列国家标准

(1)《硅酸盐水泥、普通硅酸盐水泥》(GB 175—1999)。

(2) 当采用其他品种时,其性能指标必须符合有关的国家标准要求。

应优先选用中、低热硅酸盐水泥或低热矿渣硅酸盐水泥,大体积混凝土施工所用水泥 7 天的水化热不宜大于 270 kJ/kg。

当混凝土有抗渗指标要求时,所用水泥的铝酸三钙(C3A)含量不应大于 8%。

所用水泥在搅拌站的入罐温度不应大于 60℃。

水泥进场时应对其品种、级别、包装或散装仓号、出厂日期等进行检查,并应对其强度、安定性、凝结时间、水化热及其他必要的性能指标进行复检,其质量应符合现行国家标准《硅酸盐水泥、普通硅酸盐水泥》(GB 175—1999)的规定。

2) 骨料的选择,除应符合现行国家标准的质量要求外,还应符合下列规定

(1) 细骨料采用中砂,其细度模数应大于 2.3,含泥量不大于 3%,当含泥量超标时,应在搅拌前进行水洗,检测合格后方可使用。

(2) 粗骨料宜选用粒径为 5~31.5 mm、级配良好、含泥量不大于 1%、非碱活性的粗骨料。

作为改善性能和降低混凝土硬化过程水泥水化热的矿物掺合料;粉煤灰和高炉粒化矿渣粉,其质量应符合现行的国家标准《用于水泥和混凝土的粉煤灰》(GB/T 1596—2017)、《用于水泥、砂浆和混凝土中的粒化高炉矿渣粉》(GB/T 18046—2017)的规定。

所用外加剂的质量及应用技术应符合现行国家标准《混凝土外加剂》（GB 8076—2008）、《混凝土外加剂应用技术规范》（GB 50119—2016）和有关环境保护的规定。

3）外加剂的选择除满足上述要求外还应符合下列要求

（1）外加剂的品种、掺量应根据工程具体情况通过水泥适应性和实际效果实验确定。

（2）必须考虑外加剂对硬化混凝土收缩等性能的影响。

（3）慎用含有膨胀性能的外加剂。

（4）拌合用水的质量应符合现行的国家行业标准《混凝土用水标准》（JGJ 63—2006），不得使用海水和污水。

2.8.7 设计与施工优化

由于质子重离子治疗装置是1台高能粒子加速器装置，为了保证运行安全，需要设立辐射屏蔽及其他辐射安全设施。辐射安全方面，为该装置设计了超大体积钢筋混凝土屏蔽墙，治疗室底板厚度为2.95 m，其中主辐射墙混凝土厚度为3.7 m，外加1.5 m厚的钢板（每块高4.65 m、宽2 m，厚1.54 m）。原设计采用可更换的钢砖堆叠屏蔽防护，但考虑到施工周期和建设成本，后采用钢板交错叠加焊接方法（每块钢板高4.65 m、宽2 m，厚0.1 m）。在治疗室内，正对治疗头的束线引出墙上，钢板留洞左右空洞的高度是1 000 mm，宽度是600 mm（见图2-95）。作为钢砖堆叠用，如果活化超过剂量，以后可以更换，而不需要更换整体钢板。缩短了整体施工工期，节省了1 000多万元投资。

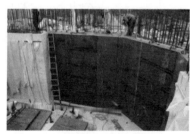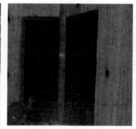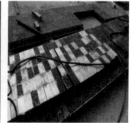

图 2-95　治疗室钢板留洞图片

运维管理

3.1.1 PT 运维组织架构

PT 设备运行不仅需要临床医生、物理师和治疗师,还需要多名工程师同时在现场实时监控设备的运行状态,及时发现并排除故障。整个质子重离子加速器系统的运行与维护需要多团队分工协作完成,主要由临床治疗团队、现场服务工程师团队、后勤保障工程师团队、辐射防护团队和其他辅助服务人员组成,如图 3-1 所示。

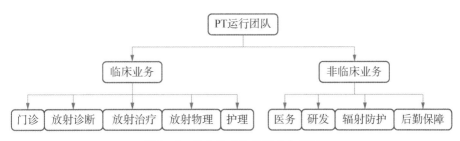

图 3-1 医院临床运行团队框架图

常规配置:1 个治疗室机房要配备 2 名护理师、6 名治疗师、1 名医生、1 名护士、2 名工程师(1 名院方工程师、1 名现场服务工程师)。

3.1.2　人员分工

医院临床治疗团队主要包括放疗医生、放射物理师、治疗师和护士等。放疗医生收治患者并制定治疗方案;物理师根据放疗医生的治疗方案完成治疗计划;治疗师根据治疗计划完成患者的治疗。患者的治疗过程须由护士负责全程引导。除此之外,放射物理师还须对设备进行日检、周检和月检,确保设备的正常使用。

院方的后勤保障工程师团队主要由主管工程师、电气工程师、自控工程师、暖通工程师、给排水工程师和加速器工程师组成。工程师除负责 PT 设备运行外,还承担着 PT 设备备件使用管理及开机率保障工作。医院工程师实行 24 小时现场轮班制,保持实时信息沟通,以保证在治疗过程中和夜间应急故障的及时处理。后勤保障其他辅助服务人员包括了物业维修人员、保安和保洁等工作人员。

PT 设备辐射防护工作由医院负责。加速器装置是一个高能加速器装置,建立了人身安全防护系统,用于保护患者和工作人员的人身安全,防止受到高能束流和由束流引起的电离辐射的伤害。在高辐射区域,安装了辐射剂量监测点、急停按钮和搜索按钮等,并在连锁区域设立紧急逃生机制。辐射防护团队主要负责 PT 区域辐射安全连锁解除和建立,实时监测室内外环境辐射剂量等工作。

如图 3-2 所示,由设备厂家派专业管理和技术人员组建现场服务工程

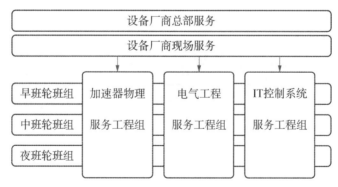

图 3-2　设备厂家服务团队框架图

师团队,负责 PT 设备的开机运行和维修、维护、保养工作;现场服务工程师分为 3 个技术小组 24 h 现场轮班,每个小组配备物理工程师、电气工程师、IT 工程师,保证故障的快速处理和维护保养的协作分工。

3.1.3　运维管理

1. 制度管理

由于 PT 设备和临床治疗技术管理上的复杂性,需要明确各技术角色和管理流程的责任划分与接口。根据世界上其他粒子治疗项目的运行经验,在符合中国当地相关法令法规和医院内部的管理规定的基础上,现场客服团队与医院共同制定了《质子重离子加速器系统运行管理手册》,规范医院和现场客服团队的日常技术和管理接口。在此手册的指导下,双方分工明确、紧密配合,保障临床治疗和 PT 设备的开机率。在此运行管理手册的基础上,还制订了更详细的工作流程细则,包括粒子加速器日常运行流程、临床治疗期间故障处理流程、基础设施故障处理流程、维护保养流程和现场辐射防护应急处理流程等。此外,结合运行经验,不断更新、优化和完善运行管理手册及工作流程细则。

为了保障质子重离子系统附属系统设备的正常运行,医院还制订了《质子重离子附属系统设备手册》,手册内容涵盖质子重离子加速器的附属电力系统、工艺冷却水系统、HVAC 系统、给排水系统等重要设施设备的系统说明、原理结构介绍、系统布局和系统操作。院方工程师可以通过此手册更加深入地学习和了解其他系统,做到工程师一专多能,更有力地保障质子重离子系统正常运行。

2. 会议管理

医院现场各团队之间定期召开工作会议,如每天晨会、技术讨论周会,运行服务团队向医院管理层做月度、季度报告例会。每天晨会上,现场服务工程师当班组长出具前一天的开机率服务性能报告,汇报前一天设备的运行时间、故障处理时间、保养计划的执行及备件的使用更换统计;医院工程师当班组长汇报前一天工艺冷却水系统、HVAC 系统和供电保障情况;临床治疗团队汇报前一天治疗完成情况和当天的治疗计划;辐射防护团队全程跟踪工作人员的辐射安全。

技术讨论周会由现场服务工程师和医院工程师共同参加,会议介绍 PT 设备前一周发生的故障情况的处理汇总情况和未来一周要进行的维护保养计划。

月、季例会上由现场服务经理向医院管理层汇报月度、季度的备件使用消耗和月度、季度的开机率统计汇报,讨论服务方与医院之间的接口问题。并在最后一季度例会上向医院提交下一年度预防性维护保养计划。

3. 预防保养

设备保养非常必要,除了平时夜间停机保养之外,现场服务团队和医院工程师团队还要协商制定周末 2 天的计划保养以及一年至少 2 次的 7 天年度大保养,制定的保养计划要在上一年度的最后一个季度提前上报医院,并经过相关会议讨论通过后才能实施,以便于临床治疗的计划安排。

4. 备件管理

除了上述人员配置、日常维护保养运行之外,备件保障也很重要。在发生设备备件损坏时,如果现场没有存储备件,从订购备件到维修完成耗时会比较长,从而影响 PT 设备的正常运行,影响患者治疗。所以,医院和维护厂家应建立完善的备件库和备件管理系统,专人管理,制订严格的管理制度,做到备件使用登记统计工作规范,及时了解易损件消耗情况,提前补充。

5. 沟通保障机制

为了保证故障及应急事件的信息及时反馈,在 PT 设备日常运行中,各团队之间建立了无线手机联系网,保障 24 小时通信畅通。除现场服务团队一线技术保障支持之外,设备厂商还在海外总部设置 24 小时二线技术支持,二线技术支持的专家无时差涵盖 PT 设备系统的各个领域,确保 PT 设备在发生故障时能够及时进行技术沟通。

6. 团队合作

由于 PT 设备的复杂和庞大,其运行保障应严格遵循共同制定的运行管理手册,需要医院放射治疗科、放射物理科、后勤保障部、辐射防护办以及现场服务团队、物业等多部门共同合作完成。医院要不断总结 PT 设备运行管理的经验,提高设备开机率;同时,还要不断加强技术人员的培训。建立完整的技术人员管理体系、合理优化设备计划保养、制定规范化的运行管理制度,为系统正常运行提供保障。

3.2　安全风险管理

3.2.1　PT 设备故障风险管理体系

1. PT 设备运行的风险管理体系概要

为了增强 PT 设备运行的风险意识,应对和控制 PT 设备存在的潜在风险,医院制定了风险管理体系,如图 3-3 所示。建立风险管理体系部件可以提高保障 PT 设备的安全和处置突发事件的能力,也可以提高 PT 故障事件的处置效率,最大限度地预防和减少故障造成的影响,从而保障医院稳定运行。风险管理工作包括如下内容:

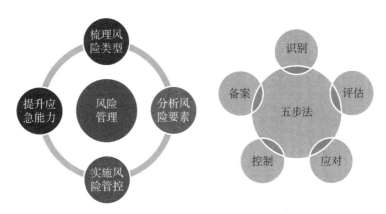

图 3-3　风险管理的四要素及风险五步法

(1) 建立 PT 设备风险防控体系,每年对潜在故障风险事件进行评估。

(2) 对可能造成 PT 设备故障的风险事件进行分类汇总,运用风险五步法评估存在风险的事件指标。

(3) 对潜在的风险事件等级进行评估,并制定应急预案。

(4) 设立 PT 设备突发故障应急通报、上报小组,建立 PT 设备突发故障事件通报、上报流程。

(5) 对 PT 设备故障事件进行分类分级汇总,对分类的 PT 故障进行指标化分级。

（6）对 PT 设备突发故障进行评估，并制定面向全院职工的通报、上报流程。

2. 风险评估方法

（1）风险管理的四要素：梳理风险类型、分析风险要素、实施风险管控、提升应急能力。

（2）风险五步法：①识别：所有产生影响的可能风险；②评估：从影响和概率方面确定其重要性；③应对：制定充分策略，消除不利的风险；④控制：实施策略，落实措施，监控风险；⑤备案：建立风险持续评估体系，便于今后更好地进行风险管理。

（3）定义风险分类：PT 风险分类如表 3-1 所示。

表 3-1　PT 风险分类

风险标识	风险类型
A	PT 主设备
B	供电系统
C	冷却水系统
D	空调系统
E	PSS
F	气体供应
G	建筑沉降/损坏
H	人员风险
I	其他风险

（4）风险概率、影响程度定义：根据风险发生的 5 级概率和 5 级损害严重度进行风险评分分级。风险的评分为风险发生的概率和发生风险的损害程度的乘积。以风险的分值评价风险的程度，当评分不高于 5 分为低风险，即可以接受的风险（L）；6～15 分为中等风险，即不可接受的风险（M）；大于 15 分为高风险，即不可接受的风险（H）。风险严重度分级如表 3-2 所示。

表 3-2 风险严重度分级

概率分级	严重分级				
	可忽略的	轻度	严重	临界的	灾难性的
经常	5	10	15	20	25
有时	4	8	12	16	20
偶然	3	6	9	12	15
很少	2	4	6	8	10
罕见	1	2	3	4	5

（5）风险概率：风险概率的说明如表 3-3 所示。

表 3-3 风险概率的说明

风险标识	等级	描述词	详细描述
P5	5	几乎肯定发生	在绝大多数情况下都会发生的风险，可以理解为经常性的风险
P4	4	很可能发生	在大部分情况下发生的风险，可以理解为有时会发生的风险
P3	3	可能发生	在某些情况下比较容易发生的风险，可以理解为偶然发生的风险
P2	2	不太可能	在某些情况下可能会发生，但很少发生
P1	1	罕见	在特定情况下才会发生，非常少发生

（6）影响程度：风险影响程度的描述如表 3-4 所示。

表 3-4 风险影响程度的描述

风险标识	等级	风险严重程度定量的描述
S1	1	可忽略
S2	2	轻度
S3	3	严重
S4	4	临界的
S5	5	灾难性的

（7）成立风险评估小组进行风险评估：风险评估表如表3－5所示。

表3－5　风险评估表

风险标识	风险类型	风险类型编码	风险事件描述	发生概率(P) P5(几乎肯定发生) P4(很可能发生) P3(可能发生) P2(不太可能发生) P1(罕见)	严重程度(S) S1(可忽略) S2(轻度) S3(严重) S4(临界的) S5(灾难性的)	风险评估分值
A	PT主设备	A01				
B	供电系统					
C	冷却水系统					
D	空调系统					
E	PSS					
F	气体供应					
G	建筑沉降/损坏					
H	人员风险					
I	其他风险					

（8）风险应对及应急演练：对风险评估分值大于15分的高风险、不可接受的风险事件制定详细的应急预案，并定期进行应急演练。演练完成后由风险管理小组召开会议，进行后评估，总结演练过程中疏忽的点，列出整改计划，进行整改，整改完成后再次进行演练，开展闭环管理。

3.2.2　PT故障报修系统

PT设备故障报修系统(图3－4)支持移动端报修功能，实行信息化通报流程，实现故障流程的可追踪和故障维修记录的信息持久化。设备在临床使用期间发生故障，故障报修时在移动端能够填写的内容包括：发生时间、故障部位、是否影响治疗、影响治疗室、故障情况及报修人等。报修时填写的内容可选填，待流程发起后，再补录和修正。

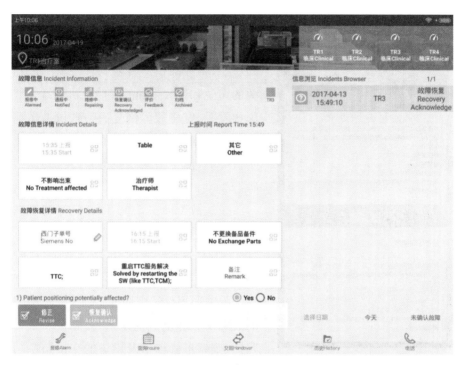

图3-4 PT故障报修系统界面

现场服务工程师维修完成后能够在治疗室与物理师进行故障恢复确认,进行电子签名,应填写内容包括工单号、发生时间、故障部位、是否影响治疗、影响治疗室、故障情况、恢复时间、解决办法、维修情况描述、是否更换备件、更换备件信息及填写人等。确认恢复时填写的内容可选择,待流程发起后,现场服务工程师再补录和修正。

设备在临床使用期间,故障报修时可选择多个治疗室报修,且同一治疗室可进行多次不同情况的报修;设备在临床使用期间,故障确认恢复时可选择多个故障报修记录进行确认。最终工单号作为判断是否为一个故障的依据。

故障排除后能够对故障发生时间及故障类型等信息修正。故障报警时间、故障发生时间须分别存储,且故障发生时间可编辑,故障报警时间系统可自动生成,以便后期进行数据分析。

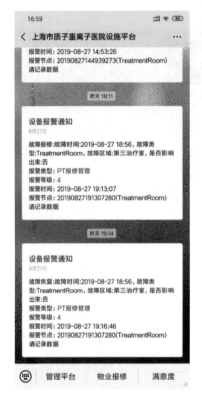

图 3-5　故障信息推送界面

故障报修的信息能够在平板电脑、计算机终端上实时查看，如图 3-5 所示。

故障报修后，系统能够通知设备的故障状态，将故障信息发送到各个与临床相关的岗位和行政领导的智能手机终端。故障排除后，应将故障恢复的信息再推送至各个与临床相关的岗位和行政领导的智能手机终端，便于大家及时了解设备的运行状态。

通过故障通报系统，计算机终端可以对设备的故障进行分类汇总，也可以对备件更换的频次、种类和数量进行实时查询。

故障通报系统应增设非临床使用期间的故障及保养信息的录入、故障报修工单归档、故障报修评价及设备的交接切换功能，便于进行设备的全周期管理。

3.2.3　PT 故障上报机制

在 PT 设备发生长期系统故障，导致停机时，医院没有可替代性方案开展治疗的情况下，建立故障上报机制。故障上报方包含 PT 现场服务团队、医院、医院上级行政单位、药监局、政府部门，由各方共同协调应急处置，避免产生医疗纠纷。

对引起 PT 系统无法使用的故障进行了分类，按照故障事件发生的紧急程度、发展势态和可能造成的严重程度分为 4 级；其中 4 级故障严重程度最低，1 级故障严重程度最高。PT 故障分级表如表 3-6 所示。

应依据不同的严重等级向医院以外的相关医疗行政单位报告，故障上报机制如表 3-7 所示。

表 3-6 PT 故障分级表

	停机情况	＜4 h	4 h(含)～1 d	1 d(含)～2 d	≥2 d
可于 4 h 内恢复的停机故障	整系统停机	4A	3A	2A	1A
	不可替代治疗室停机或 1 种粒子无法使用				
预计不可于 4 h 内恢复的停机故障	整系统停机	NA	3B	2B	1B
	不可替代治疗室停机或 1 种粒子无法使用				

表 3-7 故障上报机制

严重等级	处理和报告规则	报告内容
4A	无须向外部报告,仅向医院分管领导报告; 每一例小于 4 h 的停机故障事件,将按照常规维护案例处理	NA
3A	向医院领导班子报告; 设备厂家要在半年定期后市场监管报告中对出现的问题进行报告	对于严重等级为 3 级的停机故障事件,设备厂家将在半年定期后市场监管报告中新增 1 个章节进行报告,包含根本原因、受影响的患者数量以及采取的纠正措施
3B	向医院领导班子报告; 设备厂家要在半年定期后市场监管报告中对出现的问题进行报告	
2A	设备厂家立即通过电话向当地 FDA 报告、向医院领导班子报告; 医院向上级部门报告(电话或书面); 设备厂家要在半年定期后市场监管报告中对出现的问题进行报告	对于 2 级的停机故障事件,设备厂家将于问题出现后的 5 个工作日内生成 1 份书面报告,包含根本原因、受影响患者数量、立即采取的纠正措施(如专家现场支持)等; 报告要提交至医院和当地 FDA
2B	设备厂家立即通过电话向当地 FDA 报告、向医院领导班子报告; 医院向上级部门报告(电话或书面); 设备厂家要在半年定期后市场监管报告中对出现的问题进行报告	

（续表）

严重等级	处理和报告规则	报告内容
1A	设备厂家立即通过电话向当地 FDA 报告、向医院领导班子报告； 医院向上级部门报告（书面汇报，上级部门视情况报相关分管领导）； 设备厂家将于问题出现后的 5 个工作日内向医院和当地 FDA 提交 1 份书面报告； 设备厂家要在半年定期后市场监管报告中对出现的问题进行报告	对于 1 级的停机故障事件，设备厂家将于问题出现后的 5 个工作日内生成 1 份书面报告，包含根本原因、受影响患者数量、立即采取的纠正措施（如专家现场支持）等； 报告要提交至医院和当地 FDA
1B	设备厂家立即通过电话向当地 FDA 报告、向医院领导班子报告； 医院向上级部门报告，每天书面汇报至故障排除，医院或上级部门向分管领导做专题汇报； 设备厂家将于问题出现后的 5 个工作日内向医院和当地 FDA 提交 1 份书面报告； 设备厂家要在半年定期后市场监管报告中对出现的问题进行报告	

3.3　运维信息系统管理

3.3.1　运维管理信息系统概述

质子重离子放射治疗设备公用配套设施系统中，设备数量多，系统结构复杂，控制要求严格。医院公用配套设施需要全年每天 24 小时运行，以保证质子重离子放射治疗设备的正常运行。然而，质子重离子放射治疗设备及公用配套设施系统的各个子系统现有设备和控制机房地理位置分散，如放射治疗设备位于 PT 区地下一层，PSS 监视位于 PT 区地上一层，工艺冷却水系统控制机房位于 PT 区地上一层，变配电系统控制机房位于主体建筑外的独立建筑变电站中，安保机房位于病房楼一层。各子系统中存在专业壁垒，监控管理依赖专业人员的经验，信息更新不及时，信息流动不通畅，形成"信息孤岛"。所以，需要用一套运维管理信息系统来实现集中管理，保障 PT 设备的正常、稳定、安全运行。同时,运维管理信息系统也是进一步开展"互联网＋"模式下大数据驱动的重大医疗设施智能化运维的研究基础。

智能化监控系统的高效运行离不开健康的网络系统架构,为了保证设备状态数据、设备环境传感器数据、查询与控制命令等消息的即时传输,需要建立统一的、全面覆盖设备运行环境的高速数据传输网络。该网络的特点如下。

(1) 海量设备状态、传感器数据传输:将采集到的实时数据通过设置在不同环境区域的网关,使用 IP 协议发送至监控中心,在中心可通过监控平台实时显示各设备与运行环境的情况。

(2) 监控消息与指令传递:发生异常时的自动报警,对系统的各种监控命令等实时消息。

(3) 灵活扩展能力:以有线网络为主,集成无线网络,实现设备与传感器节点的灵活部署,有效适应对设备与工作环境的动态按需调整。综合考虑数据传输效率、网络容量、负载、网络设备成本、扩展能力等因素,以高速以太网为核心,保证设备状态数据的实时采集以及设备控制系统的实时通信;集成无线网络包括基于 ZigBee 协议的无线传感器数据传输网络、基于802.11 协议族的无线局域网、用于智能移动设备接入核心网络等。

智能化监控系统采用 B/S 结构与 C/S 结构相结合的方式。C/S 结构,即 Client/Server(客户机/服务器)结构,通过将任务合理分配到 Client 端和Server 端,降低了系统的通信开销,可以充分利用两端硬件环境的优势。B/S 结构,即 Browser/Server(浏览器/服务器)结构,是随着 Internet 技术的兴起,对 C/S 结构的一种变化或者改进的结构。在这种结构下,用户界面完全通过 WWW 浏览器实现,一部分事务逻辑在前端实现,但是主要事务逻辑在服务器端实现。B/S 结构主要利用了不断成熟的 WWW 浏览器技术,结合浏览器的多种 Script 语言(VBScript、JavaScript 等)和 ActiveX 技术,能实现强大功能,并节约了开发成本,是一种全新的软件系统构造技术。随着Windows 将浏览器技术植入操作系统内部,这种结构成为当今应用软件的首选体系结构。

智能化监控系统逻辑上分为 4 层,包括设备设施层、数据收集层、数据处理层和应用展示层,如图 3-6 所示。

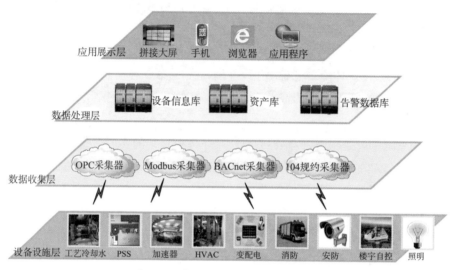

图 3-6　智能化监控系统架构逻辑图

（1）设备设施层：包括工艺冷却水、PSS、加速器、HVAC、变配电、消防、消防、安防、楼宇自控和照明几个系统。

（2）数据收集层：对各个设备设施系统布置监控点,采用统一接口的OPC 采集器、Modbus 采集器、BACnet 采集器等,对底层运维保障设施屏蔽和透明化。数据收集层还通过 Socket 将数据转发到相关的设备中。

（3）数据处理层：将收集到的海量的告警数据和性能数据通过告警管理模块和数据分析系统进行处理,并存储到设备信息库、资产库和告警数据库中。告警信息通过接口发送到相应的运维保障人员的手机中,保证运维保障人员能够第一时间了解质子重离子设备的运行情况。数据处理层还通过 Web Service 将数据转发给第三方管理接口。

（4）应用展示层：将收集到的告警数据和性能数据通过各种形式展示出来,与基于 BIM 的信息模型、远程管理系统等相结合,让用户在电脑和手机端都可以直观地了解当前系统的运行状态。告警级别可以分为多级,每个级别对应不同的告警事件。每个事件根据影响范围、严重级别等确定重要性。

3.3.2　智能监控系统

1. 加速器监控系统

加速器是质子重离子放射治疗设备的核心设备,加速器系统实时监控质子重离子放射医疗设备的工艺流程、运行状态,可掌握放射治疗设备及其公用配套设备的状况。加速器监控系统(ACS)包括加速器监控系统子系统、治疗室治疗控制系统(TCS)子系统等。

加速器控制系统(accelerator control system,ACS)是控制加速器产生粒子束流,进行束流传输和束流诊断的一套系统。ACS可以根据治疗室治疗控制系统(TCS)的要求切换粒子类型,并对粒子束进行能量、强度、引出时间、束斑大小的调整,以满足治疗需求。ACS由离子源系统、RF系统、直线加速器系统、同步加速器储能环系统、磁铁系统、束流诊断系统、真空系统、冷却水系统、空气压缩系统和供电系统等组成。ACS的各个子系统可以独自完成其特定的功能、任务和职责,通过它们之间的通信接口提供所需的数据交换和控制,达到ACS的整体功能。该系统是以分屏形式从辐射防护办公室接入的视频流信号。ACS子系统界面如图3-7所示。

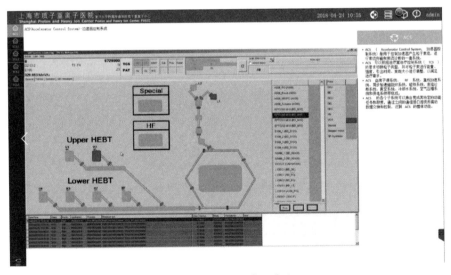

图 3-7　ACS子系统界面

该界面的重点在左上角方块显示的内容,绿色表示加速器设备开机/待机,黄色表示加速器出束,红色表示加速器关机。从左到右、从上到下的数字符号意义如图 3-8 所示。

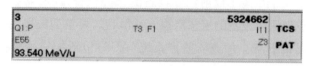

图 3-8 ACS 子系统界面参数

数字 3 表示此时 TR3 正在出质子束流,数字 1~4 表示 TR1~TR4 出质子束流、数字 6~9 表示 TR1~TR4 出重离子束流;Q1:P 表示第一个离子源出质子束流,目前设置 Q1 离子源出质子束流(P),Q2 离子源出重离子束流(C12);E55 表示第 55 个能量级别;93.540 MeV/u 表示束流的能量;中间的 T3 F1 中的 T3 表示同步环引出束流的时间为 8 s,共有 T1~T4 四种级别,治疗使用同步环的引出时间全部为 T3,也称为慢引出治疗方式;F1 表示束斑大小,共有 F1~F5 五种级别,能量级越大、束斑越小;右上角 5324662 表示从同步环注入束流开始,注入的第 5324662 圈束流,该数字随着加速器的使用持续增长;I11 表示束流的强度,共 I1~I15 等 15 个强度级别;Z3 表示 TR3,Z1~Z4 表示 TR1~TR3。

如图 3-9 所示,治疗室治疗控制系统(treatment control system,TCS)用于控制质子重离子放射治疗,可进行模拟定位软件数据加载、控制数据转换、治疗室患者定位、控制过程引导驱动、控制过程监测。该系统以分屏形式从治疗室控制室接入视频流信号,共 4 路,分别对应 TR1~TR4。

2. 人身安全系统

人身安全系统(person safety system,PSS)是用于保护工作人员和其他人员的人身安全,防止受到高能束流和束流引起的电离辐射伤害的一套系统。

人身安全防护系统采用标准机柜,安装在中央控制室或辐射防护控制室,可编程控制器与现场控制设备(门限位开关、搜索按钮、紧急按钮、灯铃、辐射监测器等)通过专用接线排连接;采用专用、独立的电源,级别比控制系统电源更高。即使中控室断电,PSS 还能保证工作人员进出放射性工作区

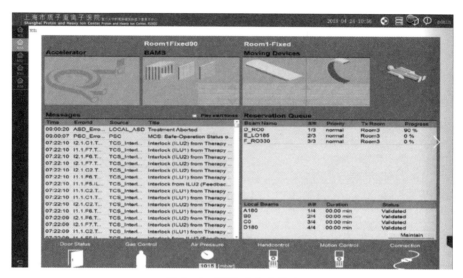

图 3 - 9　TCS 子系统界面

域并进行安全管理。控制柜上安装现场状态显示器(屏),实时显示各现场设备状态,与现场设备一一对应显示,方便故障查询和维修。控制柜上装有声光报警设备,系统故障时或急停事件发生时,自动产生声光报警,各现场设备故障信息立即在屏幕上实时显示急停、故障等事件信号,通过控制柜上标准接口单元发送到中央控制室进行事件处理,按预先设定的方式、程序切断相应连锁设备,停止放射治疗设备的运行。

个人安全防护系统若用违反连锁或急停开关的办法停机,系统不能自动复位。中断部位必须经人工复位后,方能重新启动加速器。未经特殊审批程序,不得旁路连锁系统。系统旁路程序执行时必须做到:经值班人员和辐射安全员的批准;在控制台上显示,并在运行日志中登记;尽快复位;采取其他安全措施。

PSS 实时监控辐射防护区域内的辐射状况,实现对工作人员的合理防护,保障质子重离子放射治疗设备的安全运行。

根据辐射防护的要求和工作性质,PSS 对放射性工作区域进行划分,如表 3 - 8 所示。在 PSS 界面中,以平面图形式标明了放射性工作区域的编号(图 3 - 10),并用不同的颜色状态指示放射性工作区域的安全状态(表 3 - 9)。

表 3-8　PSS 放射性工作区域划分

区域代码	区域性质
SB1.1	离子源室
SB1.2	直线加速器室
SB2.1	同步加速器室
SB2.2	高能束流传输系统下段
SB2.3	高能束流传输系统上段
SB2.4	同步环竖井
SB2.5	同步环内圈
SB2.6	高能束流传输系统及直线束流出口之间
SB3.1～3.4	治疗室 1～4

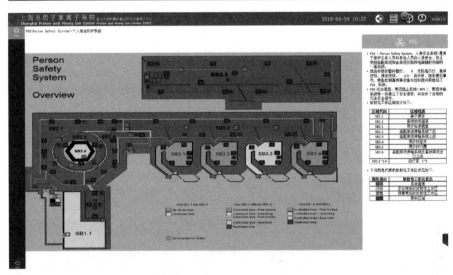

图 3-10　PSS 界面

表 3-9　不同颜色表示的放射性工作区域状态

颜色指示	放射性工作区域安全状态
绿色	自由出入区域
黄色	搜索完成、限制出入区域
黄色闪烁	正在搜索、限制出入区域
红色	禁止出入区域

3. 工艺冷却水系统

工艺冷却水系统是质子重离子放射治疗设备最重要的辅助系统,承担离子源、直线段、同步环、输运线的所有磁铁和配电电源柜的内部冷却任务。冷却水系统能否稳定运行,直接关系着质子重离子放射治疗设备开机率的高低。

在智能化监控系统中,展示工艺冷却水系统工艺流程组态页面包括 8 个子系统,共 11 个组态页面:冷源系统、二次冷却水系统、直线加速器冷却水系统、射频冷却水系统、直线及离子源冷却水系统(Header 部分单独 1 个页面)、输运线冷却水系统(Header 部分单独 1 个页面)、同步辐射冷却水系统(Header 部分单独 1 个页面)、纯水系统。

在组态页面中,用图形化的方式展示设备类型及管道连接方式,从而展示出子系统的工艺流程(图 3 - 11)。设备图符通过动画形式(水泵、风机中叶片的转动)展示运行状态。以直线子系统界面(直线加速器系统)为例,在管道一侧用不同颜色的气泡表示传感器类型,并用不同颜色的数据框展示传感器数据,如表 3 - 10 所示。

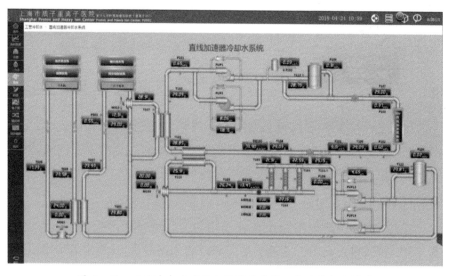

图 3 - 11 工艺冷却水直线加速器子系统工艺流程组态界面

表 3-10　工艺冷却水系统组态数据框颜色对应关系

数据框	数据框颜色	对应数据类型
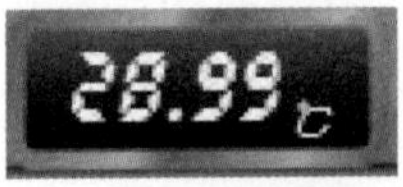 28.99℃	浅绿色	温度
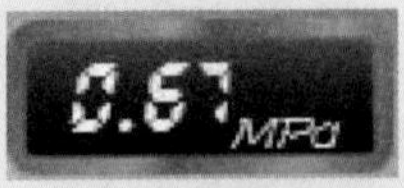 0.67MPa	天蓝色	压力
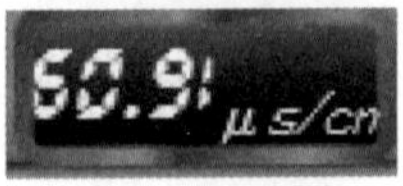 50.91μs/cm	灰色	电导率
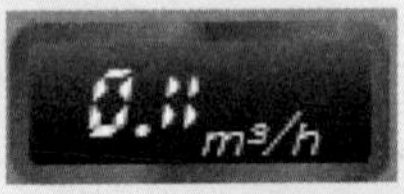 0.11m³/h	紫色	流量
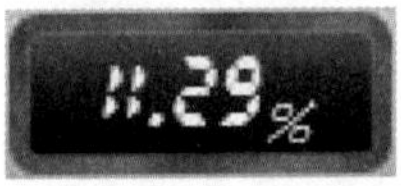 11.29%	深蓝色	阀门开度
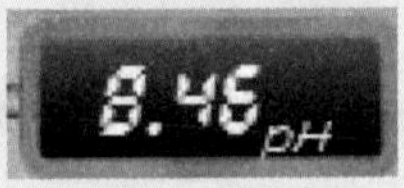 8.46pH	深绿色	pH 值
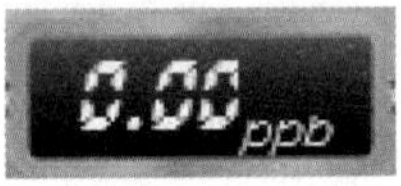 0.00ppb	银色	含氧量

在工艺冷却水系统中,还实现了分级报警记录、实时数据曲线、历史数据报表功能。可查看工艺冷却水系统监控模拟量监控点的实时曲线,并分组查看历史曲线(图 3-12),历史曲线分组可配置。

4. HVAC 系统监控

与质子重离子放射治疗设备直接相关的区域包括治疗室、迷道、电源室、安装竖井、设备夹层 1、设备夹层 2、离子源及射频房、压缩空气房等,对环境温湿度有着特殊的要求,因此单设了一套 HVAC 系统。在不同的工艺区域,对房间的温度和湿度有不同的要求,房间温度精度要求最高可达±1℃,且同一区域要求温度及湿度一致且均匀(表 3-11)。

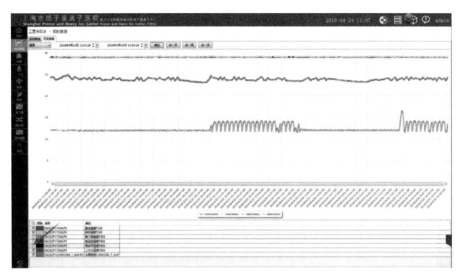

图 3-12　工艺冷却水系统监控历史数据查看界面

表 3-11　不同工艺区域的温湿度要求

区域名称	温度范围	相对湿度范围
治疗室、QA 机房、采光走廊	22～25℃	40%～75%
CT 室	15～28℃	20%～75%
IT 配线盘	16～26℃	20%～80%
设备夹层	18～30℃	30%～70%
IT 服务器机房	16～26℃	40%～60%
安装竖井、电源机房	15～30℃	30%～70%
空气压缩机房	18～35℃	30%～70%
直线加速器、离子源、射频、同步环、高能束流传输段	22～26℃	30%～70%
ACS 机房	18～30℃	40%～60%

　　HVAC 系统监控通过点位数据的采集与存储实现对质子重离子放射治疗设备区域空调机组、送排风机组的集中化管理,对设备故障和数据异常报警,并进行数据统计分析。

　　HVAC 系统监控的组态界面将分为房间温湿度(图 3-13)、空调机组

(图 3 - 14)、排风系统 3 类,采用房间平面图展示房间实时温湿度情况,采用列表形式展示空调机组运行状态,并为每个空调机组设置工艺流程组态图,直观地展示空调机组的运行状态。此外,界面还用列表形式展示空调机组运行状态。

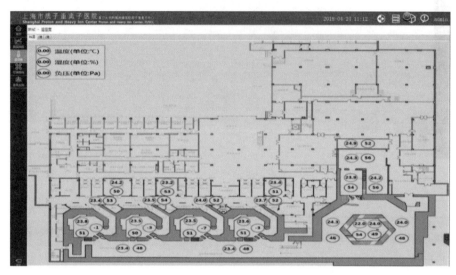

图 3 - 13   HVAC 系统监控温湿度监视界面

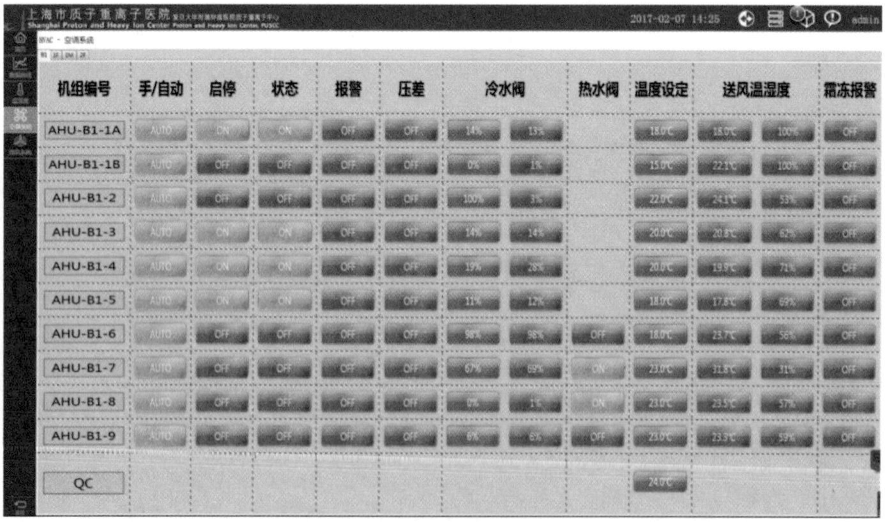

图 3 - 14   HVAC 系统监控空调机组列表监视界面

在 HVAC 系统监控中,实现了分级报警记录、实时数据曲线、历史数据报表功能。可查看 HVAC 系统监控模拟量监控点的实时曲线,并分组查看历史曲线,历史曲线分组可配置。

5. 变配电系统监控

重离子医院由 2 路独立的 35 kV 电源供电。

医院共设 3 个变配电站,分别为 1♯、2♯、3♯ 变配电站。其中 1♯ 变配电站为 35 kV 总变电站,是独立的地上建筑;2♯ 和 3♯ 变配电站均为 10 kV 分变电站,是地下建筑。

在整个供配电系统中,1♯ 变配电站为 35 kV 进线电源站,主要将供电局提供的 2 路 35 kV 电源通过 2 个 35 kV 变压器降压为 2 路 10 kV 电源,并在 2 路 10 kV 母线上设有联络开关。每路 10 kV 电源都有 5 个馈线回路,共 10 个馈线回路。分别为 1♯ 变配电站/2♯ 变配电站/3♯ 变配电站 15 台 10 kV 变压器提供电源,其中 2 路 10 kV 馈线为 1♯ 变配电站 2 台 10 kV 变压器提供电源,4 路 10 kV 馈线为 2♯ 变配电站 4 台 10 kV 变压器提供电源,4 路 10 kV 馈线为 3♯ 变配电站 9 台 10 kV 变压器提供电源。变配电系统监控线路详情页面如图 3-15 所示。

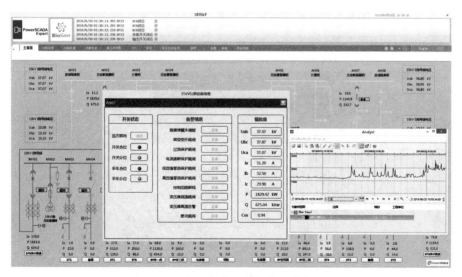

图 3-15　变配电系统监控线路详情页面

通过标准 OPC 采集电力设备运行数据,并在系统图上实时、直观地显示每个设备运行状态信息(正常、故障、报警)及各点位的实时数据,同时显示从高压到低压的变配过程,并将系统的核心参数(各个电路的负荷情况)显示在图上。变配电系统收集到的用电数据将作为能耗管理模块的数据基础。

变配电系统监控共包括 26 个设备信息页面。1#配电室,包含 35 kV 主接线图、400 V 接线图 2 个页面;2#配电室,包含 2L1~2L4 接线图 4 个页面;3#配电室,包含 10 kV、3L1~3L4、3LZ0~3LZ4 接线图 10 个页面;UPS,包含 UPS 主接线图、UPS1~3 信息点;电压监测页面,包含 6 个页面。

6. 楼宇自控系统监控

楼宇自控系统监控包括常规区域空调系统、冷热源系统、电梯系统、集水井系统等。监控设备包括冷水机组、锅炉、水泵、冷却塔、空调机组、电梯、集水井等,将监控各设备的运行状态、运行数据,并提供实时监控图、报警信息查询等方式供用户对设备状态进行查询。最终进行数据的统一存储、处理、分析,提供管理决策支持。

楼宇自控系统监控包括 6 大系统,59 个子页面。空调排风系统包括 41 台空调机组组态页面(病房楼 8 台、行政楼 3 台、门诊楼 7 台、质子区 12 台、地下室 11 台,图 3-16);供排水系统包括集水坑系统、集分器系统、消防喷

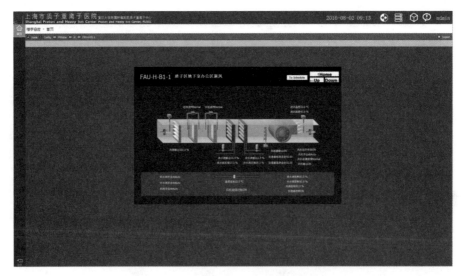

图 3-16 楼宇自控系统监控空调机组界面

淋泵及消防水箱、空调生活水箱(4个页面);冷热源系统包括冷水机、冷却塔、锅炉(3个页面);网关系统包括冷冻机组接口、锅炉接口、VRV接口(3个页面)、医用气体接口(2个页面)、电梯接口(8个页面);PT高能束流传输系统设备间设备控制页面;冷源群控系统包括冷冻机房、锅炉房(2个页面)。

7. 视频监控系统

视频监控系统是安防系统中最重要的子系统。尤其是在一些重要的场所,如出入口、主干道等,视频监控系统须保障监控事件发生时的过程记录完整、可用,并保证画面的清晰度及细节的展示。视频监控信号通过安防专网进行传输。系统由视频源(摄像机)、传输交换设备(视频编码器、网络交换机)、管理控制设备(视频/数据管理服务器、监控客户端)、NVR存储设备和视频显示设备(视频解码器、液晶显示屏)等组成。

智能化监控平台可通过系统软件,以分区域或硬盘录像机设备列表方式选择某一路监控前端设备,播放实时监控视频图像,并通过系统软件以图形化方式控制云台、焦距,从而对建筑物的内(外)主要公共活动所、通道、电梯(厅)等重要区域进行监视,并提供单画面监控及按图查看模式。安防系统监控主要展示视频监控图像,包括列表展示和底图展示2种方式。

采用列表展示时,选取列表中的监控摄像头,能够以四宫格、九宫格等形式查看相应的监控视频。

采用地图展示时,在矢量地图上标明了摄像头的位置,点击摄像头即可查看相应的监控视频。

8. 照明控制系统监控

照明控制系统能够对建筑内的正常照明实行集中管理。照明系统能够通过远程主控计算机对建筑内每一层的照明回路进行监视和控制。可通过时钟模块实现定时控制,在预先设定的时间里,在需要的区域通过智能开关的方式开启或关闭照明,达到节约能源和降低运行费用的目的。现场还设有就地面板接口,实现对照明的就地控制。同时,集中控制具有优先级,可在中控电脑上锁止就地控制。

照明系统监控通过点位数据的采集与存储,实现对照明系统设备运行状态的实时监控:监控各回路照明设备状态、获取智能照明系统故障等信息。智能照明系统将相关设备的状态信息、故障信息、实时数据等相关资料传送到智能化系统,监控平台对数据进行转换、存储,同时供用户浏览、统计分析。照明系统监控界面主要采用平面图的方式展示照明灯具的回路分布和开关状态(图 3-17)。

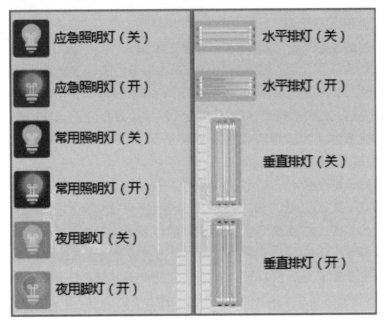

图 3-17 照明系统监控界面图例

在监控界面上,用不同的图标及颜色表示灯具不同的回路和状态。

9. 消防系统监控

消防系统监控由触发装置、火灾报警装置、联动输出装置以及具有其他辅助功能的装置组成。在火灾初期,通过消防系统监控,可以将燃烧产生的烟雾、热量、火焰等物理量通过火灾探测器变成电信号,传输到火灾报警控制器,并同时显示出火灾发生的位置、时间等,使人们能够及时发现火灾,并采取有效措施,扑灭初期火灾,最大限度地减少因火灾造成的损失。在智能化监控系统中,可实时监视火灾探测报警系统,显示运行状态信息,包括各类烟感探头、温感探头、手动报警按钮等状态。消防系统监控界面主要采用平面图的方式展示触发装置(烟雾传感器、温度传感器等)的分布及状态。

3.3.3　基于 BIM 的可视化运维管理

基于图纸和现场情况构建了建筑和部分机电模型,并重点细化了工艺冷却水机房机电模型。对于无法进入的辐射防护区域,采用 360°全景照片进行展示。

进入 BIM 运维模块后,可对全院的建筑外观进行动态的三维浏览(图 3-18)。支持罗盘操作、快捷键操作、按钮操作等多种浏览操作方式,可实现放大缩小、平滑移动、视角旋转、快速定位、切换地形、距离等操作。可通过选择相关建筑构件和机电设备,查看该构件或设备的详细信息(图 3-19)。

建筑模型分为质子重离子放疗区、门诊楼、病房楼、行政楼、锅炉房、变电所、值班休息楼 7 个建筑单体,每个建筑单体的地上部分可分层浏览,并可通过切换地形浏览地下室建筑情况。

机电模型按系统分为电气、给排水、工艺冷却水、暖通。可选择分系统加载、浏览机电模型,每个系统下还可按建筑单体加载、浏览相应的机电模型,如图 3-20 所示。

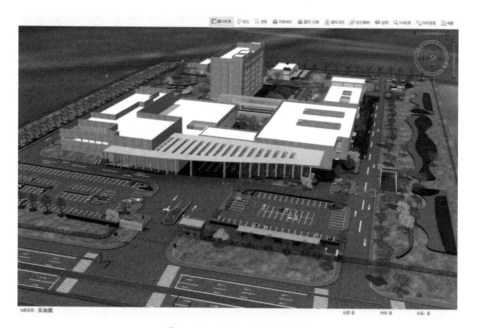

图 3-18　BIM 三维浏览界面

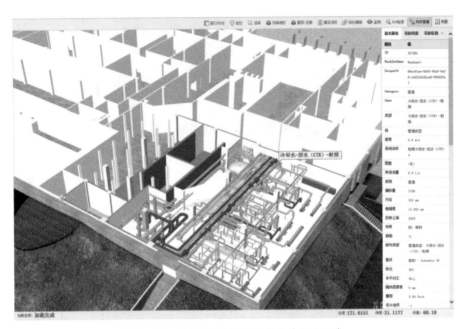

图 3-19　在 BIM 运维模块中查看构件信息

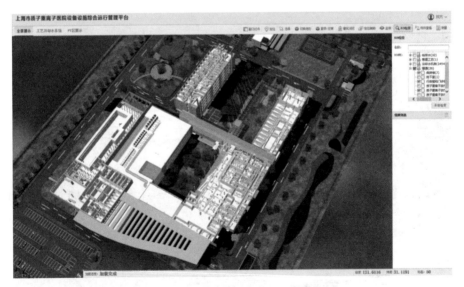

图 3-20　分系统浏览机电模型

针对放射性工作区域,在区域内放置了360°全景观测点,可显示该位置的360°全景图像(图3-21),通过鼠标自由旋转视角,在系统运行限制进入期间也能了解现场的设备布置情况。

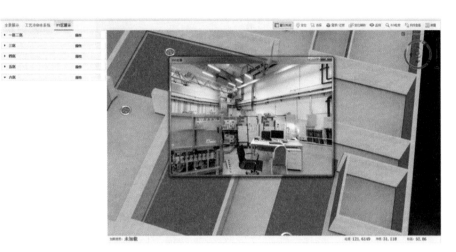

图3-21 放射性工作区域的360°全景查看

3.3.4 数据分析与决策

1. 海量数据采集存储方法

PT设备及配套设施在运行过程中会产生大量数据,如何高效地处理这些数据是设施运维信息系统需要解决的重要问题。PT设备的运维需要根据设备状态实时数据进行分析与诊断,掌握设备的运行状态。在设施运维信息系统中,需要根据设备上传的大量特征参数,进行快速处理,提取设备状态特征信息,快速准确地判断设备的状态。图3-22所示为海量数据采集存储方案。

数据采集完成后,结构化数据会放入HBase和Impala数据库中。HBase是NoSQL数据库,可以满足用户对数据的快速精准查询,在录入时候设置唯一的rowkey字段,一般为时间和信号源的组合设定。其数据库格式为HFile,储存于HDFS文件系统中。

Impala是基于Hadoop的MPP数据库,它不仅能提供SQL语义解析,查询存储在Hadoop的HDFS和自身Impala数据和HBase中的PB级大数

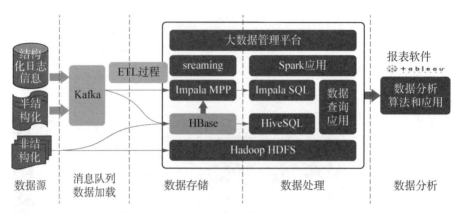

图 3 - 22　海量数据采集存储方案

据。而且批量数据处理较快,具有并发量高的特点,可以作为数据统计和分析用,所以系统将需要全盘扫描的数据以 Impala Parquet 文件格式存储在 HDFS 文件系统中。

流式处理程序 Kafka broker 接收数据直接写入 Kafka 消息队列中,选取数据节点服务器中的 4 台作为 Kafka 流处理服务器,每台服务器取 2 块硬盘作为 Kafka 存储空间(不同 HDFS 复用),每份消息队列写 2 个副本。Kafka 对流处理数据写和读的要求较高,因此单独占用 4 计算节点中的 4 块硬盘,为了充分利用集群中的存储空间,把 4 节点中其他硬盘做 HDFS 的 datanode 存储。

2. PT 开机率计算

PT 开机率是考察质子重离子放射治疗设备运行状况的重要指标,开机率的自动计算是 PT 设备状态评估首先需要解决的问题。

PT 开机率是利用开机时间的维修工单所记录的停机时间,通过院方及 PT 设备供应厂家共同认可的方法计算得出的,主要计算流程如下所述。

利用 2 种不同的数据来源计算开机率:手工输入经院方与 PT 设备供应厂家签字认可的日常服务性能报告上记载的 4 个治疗室的停机时间及补偿前的额外服务时间、计算停机时间、补偿后的额外服务时间和 PT 开机率,计算结果称为 PT 设备供应厂家设备开机率;自动采集 PT 报修管理模块中的工单信息,识别 4 个治疗室的停机时间,每日凌晨自动计算前一日的数据,并在每月的第一天重新计算前一个月的数据,计算结果称为 PT 报修系统开机率。PT 设备供应厂家开机率计算数据库设计如表 3-12 所示。

表 3-12　PT 设备供应厂家开机率计算数据库设计

字段名	字段说明	字段类型	备注
id	记录 ID		系统生成
Recordtime	记录时间	datetime	默认当前时间
starttime	使用时间开始于	datetime	时间控件,默认当前时间
endtime	使用时间结束于	datetime	时间控件,默认当前时间
Usetime	共开机时间	number	Endtime 减去 starttime 再转换成数字
AddServBeforeH	使用期间额外服务时间/h	number	手工录入
AddServAfterH	补偿停机后额外服务时间/h	number	手工录入,设自动计算结果提示
DTBefore_tr1	使用期间的停机时间 TR1/h	number	手工录入
DTBefore_tr2	使用期间的停机时间 TR2/h	number	手工录入
DTBefore_tr3	使用期间的停机时间 TR3/h	number	手工录入
DTBefore_tr4	使用期间的停机时间 TR4/h	number	手工录入
DTBefore	使用期间的系统停机时间/h	number	自动计算
DTafter_tr1	补偿后的最终停机时间 TR1/h	number	手工录入
DTafter_tr2	补偿后的最终停机时间 TR2/h	number	手工录入
DTafter_tr3	补偿后的最终停机时间 TR3/h	number	手工录入
DTafter_tr4	补偿后的最终停机时间 TR4/h	number	手工录入

字段名	字段说明	字段类型	备注
DTafter	补偿后的系统最终停机时间/h	number	自动计算
state	使用状态	int	0 表示停机，1 表示开机，默认为 1（界面为中文）
bak	备注	string	手工录入
UPL	综合开机率	number	自动计算
UPL_tr1	TR1 开机率	number	自动计算
UPL_tr2	TR2 开机率	number	自动计算
UPL_tr3	TR3 开机率	number	自动计算
UPL_tr4	TR4 开机率	number	自动计算
ContractT	合同规定的开机时间	number	参数配置项
source	来源	string	默认"PT 设备供应厂家填报"

此外，为评估 PT 设备配套设施的运行状态，还设计了辅助系统开机率的算法，数据来源为 PT 报修系统工单。

补偿停机后额外服务时间＝使用期间额外服务时间－（使用期间的停机时间 TR1、TR2、TR3、TR4 四个中的最大值）；

使用期间的系统停机时间＝（使用期间的停机时间 TR1＋使用期间的停机时间 TR2＋使用期间的停机时间 TR3＋使用期间的停机时间 TR4）/4；

补偿后的系统最终停机时间＝使用期间的系统停机时间－使用期间额外服务时间；

综合开机率＝1－（补偿后的系统最终停机时间/合同规定的使用时间）；

治疗室 TR1 开机率＝1－（补偿后的最终停机时间 TR1/合同规定的使用时间）；

治疗室 TR2 开机率＝1－（补偿后的最终停机时间 TR2/合同规定的使用时间）；

治疗室 TR3 开机率＝1－（补偿后的最终停机时间 TR3/合同规定的使用时间）；

治疗室 TR4 开机率＝1－（补偿后的最终停机时间 TR4/合同规定的使用时间）。

完成每天的 PT 设备供应厂家开机率计算和存储后,可对 PT 设备供应厂家开机率数据开展一系列数据分析。

在计算一个时间段内的开机率时,取该时间段内所有合同规定的开机日,即数据库中使用状态为 1 的天数的停机时间进行计算,即开机率＝1－(该时间段内所有使用状态为 1 的天数补偿后的最终停机时间总和/该时间段内所有使用状态为 1 的天数合同规定的使用时间总和)。

可选择需要计算的时间段来生成 4 个治疗室的开机率与总开机率的柱状图。

可查看历年故障类型占比饼图,并对比各个月份的故障数量。

辅助系统开机率的基础数据来自 PT 报修系统。每天 0:10 通过接口取前一天的所有报修记录,并计算开机率等值。数据库设计如表 3－13 所示。

表 3－13　辅助系统开机率数据库设计

字段名	字段说明	字段类型	备注
id	记录 ID		系统生成
UPLdate	开机率日期	datetime	接口获取
PowerDT	电源故障时间/h		接口获取
PowerUPL	电源故障开机率		自动计算
HVACDT	HVAC 故障时间/h		接口获取
HVACUPL	HVAC 故障开机率		自动计算
PSSDT	PSS 故障时间/h		接口获取
PSSUPL	PSS 故障开机率		自动计算
CWSDT	冷却水故障时间/h		接口获取
CWSUPL	冷却水故障开机率		自动计算
OtherDT	其他故障时间/h		接口获取
OtherUPL	其他故障开机率		自动计算
UPL	综合开机率		自动计算

辅助系统故障时间来自故障设备,为电源、HVAC、PSS、冷却水、其他的报修工单,当天有多条故障记录时,将多条故障记录的故障时间累加处理:

设备开机率＝1－(故障设备对应的停机时间/24);

综合开机率＝(电源故障开机率＋HVAC故障开机率＋PSS故障开机率＋冷却水故障开机率＋其他故障开机率)/5。

在计算1个时间段内的辅助系统开机率时,该时间段内的所有天数都列入计算,此时设备开机率＝1－[故障设备对应的停机时间之和/(24×该时间段天数)]。

3. 工艺冷却水状态评估

1) 过程能力指数 C_p、C_{pk}:过程能力指数 C_p、C_{pk} 表示过程的短期能力。C_p 是指过程满足技术要求的能力,常用偏差范围除以6倍的 σ 的结果来表示。C_p＝(允许最大值－允许最小值)/(6σ),所以 σ 越小,C_p 值越大,过程技术能力越好。C_{pk} 是指过程平均值与产品标准规格发生偏移的大小,常用客户满意的上限偏差值减去过程平均值或过程平均值减去下限偏差值中数值小的一个,再除以几倍的 σ 的结果来表示。$C_{pk}＝\min$(允许最大值－过程平均值,过程平均值－允许最小值)/(3σ)。

2) C_{pk} 与 C_a、C_p 的关系:$C_{pk}＝C_p(1－|C_a|)$。C_{pk} 是 C_a(制程准确度)及 C_p(制程精密度)两者的中和反应,C_a 反映的是位置关系(集中趋势),C_p 反映的是离散趋势。

过程能力指数值越大,表明产品的离散程度相对于技术标准的公差范围越小,因而过程能力就越高;过程能力指数的值越小,表明产品的离散程度相对公差范围越大,因而过程能力越低。因此,可以通过过程能力指数的数值大小来判断能力的高低。

通常将 C_{pk} 分为5个等级,以便针对不同的情况采取不同的措施来改进质量。

(1) 特级:$C_{pk}＞1.67$,能力很高。

(2) 一级:$1.33＜C_{pk}＜1.67$,是一种理想的状态。

(3) 二级:$1.00＜C_{pk}＜1.33$,是正常的,应该加强服务质量的控制和提高,以达到理想的状态。

(4) 三级：$0.67 < C_{pk} < 1.00$,质量较差,应该采取措施,加强对质量的控制。

(5) 四级：$C_{pk} < 0.67$,质量严重不足,需要改进。

工艺冷却水系统是质子重离子放射治疗设备最重要的配套系统,其正常运行是放射治疗正常进行的基础,工艺冷却水的作用是冷却热耗大的设备并维持温度敏感元件恒温。不同系统对工艺冷却水的温度、流量、电导率、压力等参数有着不同的要求,温度精度要求最高达到 ± 0.5℃。设备位置分散、负载变化不规律给工艺冷却水的高精度控制带来了挑战。若工艺冷却水控制出现问题,将引发质子重离子放射治疗设备停机。

因为设备设施的管理过程不涉及产品的生产,因此在此处引入 C_{pk}（设备运行过程能力指数）的概念,主要用于系统运行状态的衡量或评价,将系统的运行状态用量化数据来表述,即用一个数字来衡量一群数据的稳定性。

在数据决策模块中,从工艺冷却水系统的海量数据中提炼出温度、压力、电导率三类核心数据,并在三类核心数据中分别选取核心参数,计算出若干子系统 C_{pk},并合成为温度 C_{pk}、压力 C_{pk} 和电导率 C_{pk},最终合成为工艺冷却水 C_{pk},用于衡量工艺冷却水运行状态。每个 C_{pk} 的计算都可配置单边或双边规格上/下限值及规格中心值。计算流程如下。

(1) 在某时间段（时间段长短可配置）内取一组需要计算的设备实时参数值,并设定数值异常忽略规则对这组值进行筛选。

(2) 计算这组数值的平均值及标准差。

(3) 根据配置的规格中心 C、规格上限 USL、规格下线 LSL 计算过程精密度与过程精确度,计算中采用的标准差倍数可配置。

(4) 将单个 C_{pk} 值通过加权平均合成为温度 C_{pk}、压力 C_{pk} 和电导率 C_{pk},最终合成为工艺冷却水 C_{pk}。加权权重的数值可配置。

获得 C_{pk} 后,可利用 C_{pk} 的数值范围来判断工艺冷却水的运行状态,并用图标的不同颜色表示,如表 3-14 和图 3-23 所示。

完成 C_{pk} 的计算和存储后,可对 C_{pk} 数据进行查询,并绘制相关图表,如图 3-24 所示。

表 3-14 C_{pk} 意义与图标颜色的对应关系

C_{pk} 范围与意义	图标颜色
状态很好($C_{pk} \geqslant 1.67$)	绿
状态良好($1.33 \leqslant C_{pk} < 1.67$)	蓝
状态一般($1 \leqslant C_{pk}$;$C_{pk} < 1.33$)	黄
状态较差($0.67 \leqslant C_{pk} < 1$)	橙
状态很差($C_{pk} < 0.67$)	红

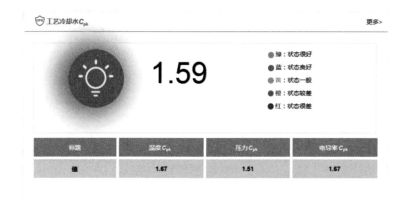

图 3-23 用图标的不同颜色表示 C_{pk} 意义

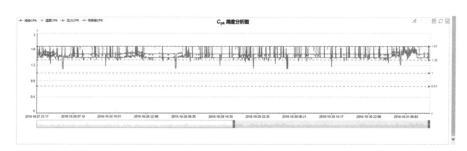

图 3-24 工艺冷却水 C_{pk} 折线图

4. 工艺冷却水系统故障诊断

当 C_{pk} 数值表明工艺冷却水系统处于不佳状态时,需要进行故障诊断,确定系统故障原因,即建立一个用于诊断决策的工具。该工具是由决策专家建立起来的、由一般人员使用的辅助决策系统,是协助运行人员理清思路、查找故障原因、减少故障处理漏洞而制定故障处理策略的工具。

工艺冷却水故障诊断流程可用节点和连线的方式进行自由配置，配置规则如下。

1）表达式格式

（1）组态名称或 C_{pk} ＋逻辑运算符＋数值，例如：$C_{pk} > 1.33$ 或 $C_{pk} = 1.33$。

（2）组态名称或 C_{pk} ＋逻辑运算符＋数值；组态名称或 C_{pk}（如下表）＋逻辑运算符＋数值，例如：$C_{pk} < 1$；$C_{pk} > 1.33$。

（3）数值＋逻辑运算符＋组态名称或 C_{pk} ＋逻辑运算符＋数值，例如：$1 < C_{pk} < 1.33$。

2）代替节点命名规则

TO＋源节点名称，例如：源节点名称，输运线压力 HEBT P402；那么代替节点：TO 输运线压力 HEBT P402。

3）结束节点命名规则

ERROR＋输出文字，例如：ERROR 阀门故障 M015 Valve fault M015。

4）组态名称为多个且满足所有条件，其命名规则

组态名称1/组态名称2/组态名称3＝ON，例如：CH1/CH2/CH3＝ON。

5）差值计算

P(x1，x2)为 x1，x2 之间的差值。

图 3 - 25 所示为工艺冷却水故障诊断配置界面。

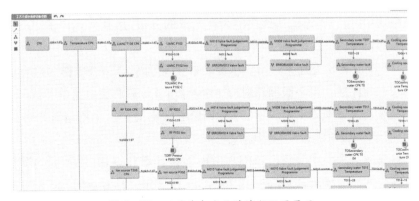

图 3 - 25　工艺冷却水故障诊断配置界面

可查看历史诊断信息记录并按时间段进行搜索,也可以通过故障类型查询数据。页面提供批处理和处理的所有功能,批处理可以处理所有选中的故障,勾选需要处理的记录可以批量处理。可以通过页面上的诊断按钮诊断当前时间点的最新的 C_{pk}。诊断完成后会给予提示。

完成故障诊断后,可对诊断出的故障进行分析,生成故障类型分析图表,并按月份比较故障诊断数量,如图 3 - 26 所示。

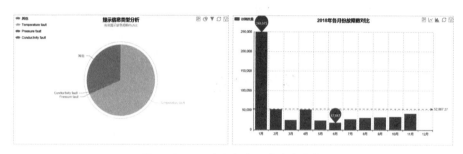

图 3 - 26　工艺冷却水故障诊断分析

5. 电能表状态评估与故障诊断

PT 设备运行对电气系统有很高的要求,雷电或电网干扰、电网暂降等原因会引起电压波动,波动时间必须小于 150 ms,否则会引起 PT 设备的停机。

电能表计量是进行能耗分析、节能管理的重要凭据,然而在电能表计量的过程中,出于各种原因会导致电能表计量在计量时产生一定的误差,影响电能表计量的准确性。

本系统中,智能化监控系统已实现了电能表计量的自动采集。在数据决策模块中,通过对不同等级电能表耗电量的分析,达到状态评估和电表故障诊断的目的。

(1) 电能表状态评估:设立电能表计量准确率这一参数作为对电能表计量状态的评估。每一级回路对应 1 个参数,并计算总耗电量的参数。

三级表计量准确率=2 个 35 kV 回路三级电能表所示用电量之和/2 个35 kV 回路一级电能表所示用电量之和。

根据计量准确率的取值范围界定电能表计量状态,并用不同的图标颜色来进行直观的指示,如表 3 - 15 和图 3 - 27 所示。计算得到的计量准确率用折线图展示,如图 3 - 28 所示。

表 3‑15　计量准确率意义与图标颜色的对应关系

计量准确率范围与意义	图标颜色
状态很好(95%及以上)	绿
状态良好(90%～95%)	蓝
状态一般(80%～90%)	黄
状态很差(80%以下)	红

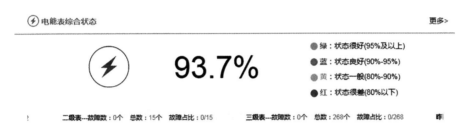

图 3‑27　用图标的不同颜色指示计量准确率状态

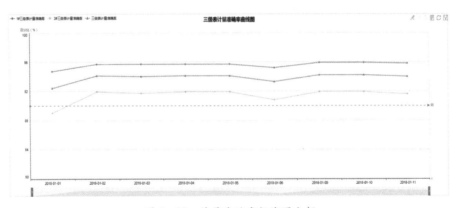

图 3‑28　计量准确率折线图分析

（2）电能表故障诊断：根据自动采集的三级电能表计数，计算各级电能表的用电量之和，通过比较各级电能表的用电量来诊断电能表是否计数正常，并根据可配置的上下限范围来确定出现故障的电能表位置。

变配电故障诊断流程每日凌晨执行对前一日用电量的判断，每月一日执行对上个月用电量的判断。具体故障诊断流程如下。

首先判断一级回路的用电量是否超过 20 000，如果用电量小于 20 000 则

不进行计算,直接记录为低负载;

其次计算出 3 个 a 值,分别为 $a1$,$a2$,$a3$,算法为(以下计算的用电量皆来自某段时间内):

$a1=$二级表用电总量/一级表用电总量;

$a2=$三级表用电总量/一级表用电总量;

$a3=$三级表用电总量/二级表用电总量。

根据 a 值的逻辑判断结果,再计算 b 值,b 值的计算方式为:

$b=$某个二级回路用电量/该二级回路下三级回路用电总量;

再根据 b 值的逻辑判断结果,再计算 c 值,c 值的计算方式为:

$c=$当月(当日)该电能表用电量/上月(上日)该电能表用电量。

计算 c 值时可能会有双回路,如果该电能表为双回路,则需要将双回路的电量相加后再进行计算。

诊断逻辑中的相关参数取值均可进行自由配置。

在电能表故障诊断信息记录界面,可以查看全部变配电电能表故障信息并按时间段进行搜索。选择时间段后可以点击诊断按钮,对该时间段内的电能表数据手动发起诊断。

同时,以树形图表示三级电能表的层级关系,并以蓝色图标标识具有故障节点的回路,用红色图标标识诊断出故障的节点,并显示该故障电能表的具体信息,如电能表层级、电能表所在回路名称、诊断参数计算结果、故障处理的状态等。

可以对诊断出的电能表故障类型进行统计分析,以饼状图展示故障原因占比情况,对比每月诊断出的故障数量,如图 3-29 所示。

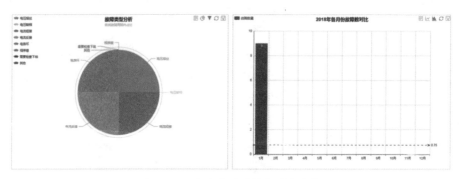

图 3-29　电能表故障诊断图表分析

3.4 供应商管理

供应商管理是设备运行管理的一个重要环节,做好供应商管理可以获得更加优质的维修、维保、检测等服务。

3.4.1 供应商管理制度

1. 医院施工、维保以及供货单位准入制度

此制度是为了规范医院施工、维保以及供货单位准入,有利于后勤保障部开展相关的准入和招标工作的管理。对工程项目施工、维保、供货单位实行阶段性考核,从廉政建设、进度质量、安全施工等方面进行评估;施工、维保、供货单位和人员在实施过程中有以下行为的,3年内不得参加上海质子重离子医院的招投标活动:①向有关人员行贿的;②违反规定、串通投标、明招暗定(假招标)的;③非法挂靠、倒手转包、转让的;④指定承包方将项目再转包,收受第三方贿赂的;⑤决算中有严重弄虚作假行为并损害国家利益,造成恶劣影响的;⑥行政主管部门规定其他应当辞退、限制、拒绝的。

2. 招标管理制度

严格遵循公开、公平、公正和诚实信用的原则,遵照基本建设程序、严格控制项目投资、维护项目利益、保证项目质量;按《招投标法》的规定,不得将依法必须进行招标的项目化整为零或者以其他任何方式规避招标;建立相互制约机制,充分发挥纪检、监察、审计等部门的监督作用,所有招投标活动必须由纪委、监察干部全过程监督,并建立监督会签制度;评标专家名单抽取工作应请纪委同志参加;凡实行网上公开招标工作,必须委托有相应资质的招标代理单位,并到职能部门办理相关手续;项目如因工程技术、行业管理等特殊情况而改变招投标形式,必须报请医院或相关主管部门批准、备案后,方可实施;所有参加招标活动的人员,必须严格自律,遵守招标纪律,自觉执行保密规定。

严格遵循公开、公平、公正和诚实信用的原则;由后勤保障部根据本部门工作进度编制设备材料采购供应计划,并组织设计单位或专业工程师根

据施工图要求提出设备材料采购的技术要求。

填写《设备材料核审单》报物资采购部批准后执行。《设备材料核审单》包括设备材料名称、数量和批准的概算金额及拟参与竞标的供应商和企业情况等内容。

物资采购部按照批准的《设备材料核审单》组织实施设备、材料的采购工作。

如因为工程技术、特殊设备需要,改变招标形式的项目,必须报请医院或相关主管部门批准、备案后,方可实施。

确定中标单位后,物资采购部(或委托后勤保障部)应在规定的时间内,根据合同法有关条例,签订合同,合同中供货时间要与实际的施工进度相匹配。

对所有到达现场或仓库的物资及设备应及时清点、检验和妥善保管。

所有参与采购活动的人员都必须严格自律,遵纪守法,重大采购活动应邀请廉政建设协议方及上级管理部门派员监督。

3. 设备外包服务商管理制度

此制度为安全管理设备外包服务商,在遵循医院相关管理制度的前提下,定期进行设备的维护保养,规范对外包项目服务分包商的监督管理,提高外包项目分包商的服务质量,使工程师组管辖的设备设施处于良好的运行状态。

此制度规范外包服务商工作人员的行为、衣着、进出入 PT 区权限、人员资质等。适用于 PT 区所有加速器附属系统设备外包服务商,包括但不限于物业、PT 设备供应厂家。适用于工程师组对外包项目服务分包商的监督管理。

此制度规定了以下原则。

所有设备外包服务商工作人员的行为、衣着、进出入 PT 区权限等,要以医院整体规章制度为准则。

工程师组组长负责批准外包项目管理的年度工作计划,参与对外包项目分包商的选择和评估工作。

工程师组各专业工程师负责外包项目管理的年度工作计划组织实施。

工程师组各专业工程师对外包项目分包商的工作进行抽查,对外包项目分包商的工作实施监管、考核。

待外包合同(协议)正式签订生效后,各专业工程师均应安排外包商进场施工,进行协调、跟进配合、监督、验收。

参与外包工作监督和管理的负责人应事先熟悉工程外包合同(协议)中的技术条款和工作内容。

外包服务商派的工作人员必须服从工程师组的管理,遵守医院和工程师组的各项规章制度,并由现场物业相关负责人负责监督。

所有可能危及人身安全的工作,必须要求外包商放置警示牌(带),并要求外包商派员监护,工程师组应加强监督和提供必要协助。

在日常的监督和管理工作中,工程师组监管人员应严格按合同(协议)约定内容,督促外包商认真履行合同中的各项约定,定期向上级汇报。

每次工作结束,必须做详细的记录。签署外包商工作确认单,要实事求是,严禁与外包商达成私下交易。

若在合同(协议)履行过程中,发现非合同(协议)范围需外包商整改及施工的内容,均应经过医院的书面认可,方可由外包商实施工作。

若外包商有提供技术资料,工程师组监管人员应认真收集,及时交工程师组统一登记归档,妥善保管。

督促外包单位在每次工作完毕后,彻底清理现场,去除临时警示、保护设施,将现场恢复原样。

合同(协议)期满,合约工作内容完成应及时填写外包商评估表或竣工验收单。对评估结果不满意的外包商,工程师组向其总部投诉或建议该司管理的项目不再续签合约。

3.4.2 供应商考核与评价

1. 供应商考核内容

供应商考核内容包括:外包方能够拥有设备维护保养完整计划和技术力量;按照工作计划完成维护保养情况;维保项目整体质量完成情况;厂家响应时间;维修保养有详细记录报告;能够及时预防各种事故,应急预案合理;遵守医院各项规章制度;维修、维保作业严格执行操作规范;维保人员整体服务态度;提出改善意见,不断提高维保质量;工具、备件准备情况;维保后的现场整洁情况等。表3-16为供应商评价表。

表 3-16 供应商评价表

序号	大项	分项	分值	评价人
1	采购	符合	2	院方(XL)
2	采购	齐全	3	院方(XL)
3	采购	及时	5	院方(Eng)
4	采购	按合同约定的进度申请付款	3	院方(XL)
5	采购	良好	2	院方(XL)
6	安全	不发生	一票否决	院方(Eng)
7	安全	不发生	10	院方(Eng)
8	安全	不发生	2	院方(Eng)
9	安全	不发生	2	物业
10	安全	不发生	2	物业
11	安全	不发生	2	物业
12	响应时间	按时到场	2	院方(Eng)
13	响应时间	不发生	3	物业
14	响应时间	按时到场	6	院方(Eng)
15	响应时间	应急响应及时	6	物业
16	服务质量	人员配备	5	物业
17	服务质量	工具齐全、备件充足	5	物业
18	服务质量	操作规范	5	物业
19	服务质量	现场整洁	5	物业
20	服务质量	满意度	2	物业
21	服务质量	工作量	10	院方(Eng)
22	服务质量	工作质量	18	院方(Eng)
23	服务质量	及时发现问题(+)	5	院方(Eng)
24	服务质量	提出改善意见(+)	5	院方(Eng)

表 3-17 为供应商考核内容及评价标准。

表 3-17　供应商考核内容及评价标准

分项	定义	评分原则
经营资质	经营资质符合医院要求	符合：2分；不符合：0分
证照提供	证照提供齐全	齐全：3分；不齐全：0分
合同签订与沟通情况	合同签订与沟通及时	及时：5分；一般：3分；滞后：0分
付款方式	按合同约定付款	按合同约定的进度申请付款：3分；未按合同约定的进度申请付款：0分
近年的财务状况、业绩	近年的财务状况、业绩	良好：2分；一般：1分；不佳：0分
TF1事件	人员死亡	发生：年度评估总分为0分
TF2事件	人员受伤，24 h内无法工作	不发生：10分；发生：0
TF3事件	人员受伤，24 h内继续工作	不发生：2分；发生：0
动火未开动火证	未按规定动火	不发生：2分；发生：0
没有持证上岗	没有持证上岗	不发生：2分；发生：0
存在其他安全隐患	未戴安全帽、随处抽烟等事件	不发生：2分；发生：0
按时到场	按计划相关工作人员到现场	按时到场：2分；未按时到场：0
按时完工	按计划完成工作内容	按时完工：3分；延误1小时，2分；延误2小时，1分。延误3小时以上，0分
应急响应及时	按合同约定，相关工作人员到场	按时到场：6分；延误1小时，3分；延误1小时以上：0分
应急响应及时	按合同约定，相关工作人员到场	按时到场：6分；延误1小时，3分；延误1小时以上：0分
人员配备	按工作需要配齐工作人员	人员齐全：5分；物业或院方提供4个工时以上的帮助，3分；物业或院方提供8个工时以上的帮助，0分（物业现场监督、配合工作的安全与技术措施不算工时）

（续表）

分项	定义	评分原则
工具齐全、备件充足	应工作需要所需的工具及备件	工具和备件齐全：5分；需要借用2次以上工具，3分；需要借用2个以上工具和备件，0分
操作规范	相关工作人员在操作时遵循的程序或步骤	有明确的操作规范：5分；没有：0分
现场整洁	工作工程中和结束后，现场保持整洁	全程整洁：5分；完工后整洁：3分；全程不整洁：0分
满意度	现场物业人员评价	满意：2分；不满意：0分
工作量	合理完成工作量	合理：10分；不合理：0分
工作质量	整个工作服务质量	优：18分；良：14分；中：10分；差：0分
及时发现问题（＋）	能及时发现系统中存在的问题	发现严重影响系统运行的问题：5分；发现影响系统运行的问题：2分
提出改善意见（＋）	对现有系统提出可行性改建议	有：5分；没有：0分

2. 供应商考核流程

（1）制定模板：考核模板层级可分为4级：考核类别、考核模板、考核大项、考核分项。

考核类别：根据考核方式的不同，设置不同的考核类别。

考核模板：某个考核类别下的考核项及权重分值等考核标准模板；每年可设置一个，并根据相应年份匹配相应的模板。

考核大项：以供应商（合同）为考核主体，考核完成后会生成考核分值。

考核分项：适用于考核的供应商（合同）需要多人考核并单独使用模板打分的情况，即"加权"类型，单独记录分值并最终汇总成考核大项的分值。

考核类型可分为2类：单评、分项加权。①单评：维保类，每个分项独立评分，总分100分，对应独立的考核项；②分项加权：物业、弱电类，每个分项评分（100分）后进行加权，总分100分。

考核项信息：包括对应供应商、合同名称、项目名称、考评起止时间等，作为供应商考核记录的单位，生成考核过程中的一条记录；对应考评大项及维保各项目、物业、弱电相关考核项信息;对应供应商项目信息,即该考核系统为某供应商的某项目的某个合同;考核人为合同负责人。

(2)考核打分:考核模板设置完成后,可根据考核项信息、考核周期、考核频率/次数,自动生成考核记录表。

每条考核记录对应 1 个供应商、项目、合同。

考核记录对应考核大项。

维保各项目每次考核对应 1 个考核记录。

物业、弱电每次考核对应 1 个考核记录,考核记录下应有分项记录,分别对应其项目下的分项。

维保各项目、物业、弱电分项对应 1 个分值表。

除一票否决外,都应输入相应分值,未输入时提示。

输入分值不应超过权重分值。

分值项为"一票否决"时,填入"No"则一票否决,否则不填。

当总分值大于等于 100 或小于 85 时,或某分值项为 0 时,须填写备注,并上传相应附件。

特殊打分情况时,可以上传考核附件,支持图片、文档等格式。

上传考核评估表后或打分结束后,自动统计出本次考核记录的得分情况(包括加权、单评项),如表 3-18 所示。

表 3-18　信息系统内生成的考核评价表

序号	大项	分项	分值	1 季度	2 季度	3 季度	4 季度	平均分
1	采购	经营资质	2	2.00	2.00	2.00	2.00	2.00
2	采购	证照提供	3	3.00	3.00	3.00	3.00	3.00
3	采购	合同签订与沟通情况	5	5.00	5.00	5.00	5.00	5.00
4	采购	付款方式	3	3.00	3.00	3.00	3.00	3.00
5	采购	近年的财务状况、业绩	2	2.00	2.00	2.00	2.00	2.00
6	安全	TF1 事件	一票否决	0.00	0.00			0.00
7	安全	TF2 事件	10	10.00	10.00	10.00	10.00	10.00
8	安全	TF3 事件	2	2.00	2.00	2.00	2.00	2.00

（续表）

序号	大项	分项	分值	1季度	2季度	3季度	4季度	平均分
9	安全	动火未开动火证	2	2.00	2.00	2.00	2.00	2.00
10	安全	没有持证上岗	2	2.00	2.00	2.00	2.00	2.00
11	安全	存在其他安全隐患	2	2.00	2.00	2.00	2.00	2.00
12	响应时间	按时到场	2	2.00	2.00	2.00	2.00	2.00
13	响应时间	按时完工	3	3.00	3.00	3.00	3.00	3.00
14	响应时间	应急响应及时	6	6.00	6.00	6.00	6.00	6.00
15	服务质量	人员配备	5	5.00	5.00	5.00	5.00	5.00
16	服务质量	工具齐全、备件充足	5	5.00	5.00	5.00	5.00	5.00
17	服务质量	操作规范	5	5.00	5.00	5.00	5.00	5.00
18	服务质量	现场整洁	5	5.00	5.00	5.00	5.00	5.00
19	服务质量	满意度	2	2.00	2.00	2.00	2.00	2.00
20	服务质量	工作量	10	10.00	10.00	10.00	10.00	10.00
21	服务质量	工作质量	18	14.00	14.00	14.00	14.00	14.00
22	服务质量	及时发现问题（＋）	5	0.00	0.00		0.00	0.00
23	服务质量	提出改善意见（＋）	5	0.00	0.00		0.00	0.00
		总分		93.00	94.00	92.00	93.75	

（3）考核统计：每年合同结束后，应对单个供应商在本年度的所有评估记录进行统计，形成单个供应商考核表。单个供应商考核表应包括单个供应商考核次数分值表，按照考核次数进行统计。形成年度平均分，同时还可生成单个供应商考核单项分值表，对考核的每个分项进行统计，形成每个分项的平均分。

每年按照类别生成供应商考核一览表。根据全部供应商的考核结果，按照维保、物业和弱电 3 种类型，以得分升降序排列；单个供应商在一种类型下有多个项目时，定平均分为综合得分。

3.5 能耗管理

3.5.1 能耗分布与计量要求

1. 能耗分布

重离子医院主要使用的能源有水、电、天然气。能源使用以电为主，2015—2018 年，每年用电量在 2 100 万度左右，天然气用量在 60 万立方米左右，用水量在 13 万吨左右，年综合能耗约 6 800 吨标煤。

电的使用按设备类型分为空调系统、工艺冷却水系统、加速器系统、常规医疗设备、照明、办公用电、变压器损耗（因变压器损耗无法直接计量就以计量差值代替，所以变压器损耗值较实际值偏大）、其他。用电量统计及 2018 年用电量分布如图 3 - 30 所示。图 3 - 30(a)展示的是 2015—2018 年的用电量统计，2018 年用气量分布如图 3 - 30(b)所示。

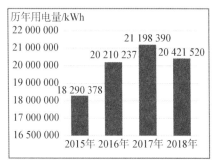
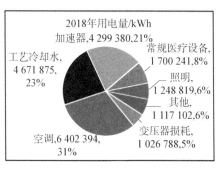

(a)   (b)

图 3 - 30 2015—2018 年的用电量统计(a)2018 年用电分布(b)

天然气主要用于 4 台热水锅炉和食堂烹饪。4 台锅炉中 2 台 1.5 t 的锅炉用于空调采暖，2 台 0.8 t 的锅炉用于生活热水。年用气量在 55 万立方米左右。2015—2018 年的用气量统计及 2018 年的用气量分布如图 3 - 31 所示。

水主要用于各区域卫生间、空调冷却塔、工艺冷却水冷却塔、绿化、食堂。2015—2018 年的用水量统计及 2018 年用水量分布如图 3 - 32 所示。

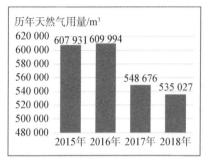

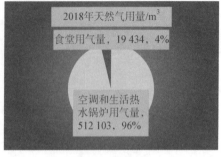

（a） （b）

图 3-31 2015—2018 年的用气量统计(a)及 2018 年用气量分布(b)

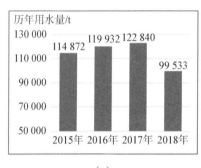

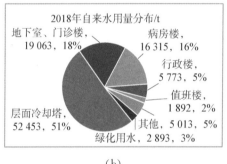

（a） （b）

图 3-32 2015—2018 年的用水量统计(a)及 2018 年用水量分布(b)

2. 计量要求

（1）电力计量要求：电力计量是节能管理的重要基础工作，是实现节能定量管理的必备手段。只有在医院能源的各个环节上安装必要的计量器具并加强管理，才能掌握各工序、各环节的能源利用率和损耗程度，从而减少能源浪费，提高能源利用率，制定合理的能耗定额。

电力计量器具配备率要求，确保一级计量率和二级计量率达 100%，三级计量率达 95% 以上〔参照《用能单位能源计量器具配备和管理通则》（GB 17167—2006）〕。一级计量以医院为核算单位进行管理的计量点，用电业进线户电表为计量点，反映医院总用电量。一级计量率为电业进线电表数与电业进线回路数的比值。二级计量以区域（或部门）为核算单位进行管理的计量点，可使用区域（或部门）电表为计量点，反映各区域（或部门）的用电量。二级计量率为区域（或部门）电表数与区域（或部门）回路数的比值。三级计量以主要用能设备为核算单位进行管理的计量点,可使用主要用能设备电表为计量点,反映各主要用能设备的用电量。三级计量率为主要用能设备电表数与用能设备回路数的比值。实际计量表计配备率如表 3–19所示。

表 3–19 实际计量表计配备率

计量表	应配置数	实际配置数	计量配备率
一级计量表	2	2	100%
二级计量表	15	15	100%
三级计量表	399	399	100%

为确保每个三级计量表的准确率大于 95%。三级计量表是实现能耗分配的末端,计量的准确与否直接关系到末端用电统计的准确性。虽然计量表精度可以从 2 级做到 0.1 级,但在表计使用中很容易存在二次电流反接、二次电流短接、二次电流开路、二次电压缺相、二次电压相序不准确、表计损坏等问题,使计量表无法准确计量。所以需要每年对每个三级计量表做一次准确性检查。

为确保三级计量总量准确率大于 90%。以一级计量总量为基准值,用三级计量总量除以一级计量总量所得值作为三级计量总量的准确率。历年计量准确率统计如表 3–20 所示。

表 3–20 历年计量准确率统计

年份	一级计量总量/kWh	三级计量总量/kWh	三级计量准确率/%
2016	20 143 377	19 017 084	94.4
2017	21 213 220	20 140 819	94.9
2018	20 466 599	19 439 810	95.0

(2)天然气计量要求:天然气共有 2 个一级表,用于与燃气公司费用结算。表计读数要求每日 8~9 点记录,并将读数输入设施平台,以便统计前一天的用气量,并与历史用气量做比较。

（3）水计量要求：自来水共有 4 个一级表，用于与自来水公司费用结算。表计读数要求每日 8～9 点记录，并将读数输入设施平台，以便统计前一天的用水量，并与历史用水量做比较。

3.5.2　节能措施与效果分析

1. 病房楼 3 M 玻璃膜

医院病房楼一层大厅层高 5 m，南侧外墙采用的是双层落地普通钢化玻璃窗，实测一层南向窗墙面积比为 0.61，西端还有信息科和财务办公室。整个病房楼采用全空调系统，在夏季，病人和医护人员普遍反映室内温度过高、舒适感较差，尤其是办公室，温度达到 30℃ 或者以上，空调负荷过大。

医院病房楼一层南侧外墙采用在钢化玻璃内侧贴隔热膜的方法，其效费比较低，投资回报周期较短，施工操作方便，基本上可以解决室内温度过高、空调负荷过大的问题。

所用 3 M RE35 型太阳隔热膜，这种隔热膜遮阳系数为 0.56，反射率为20%，经过计算每年每百平方米节电 4923 kWh，投资回报周期为 5.4 年。贴膜后室内温度降低 3～6℃，可节省能耗开支 30%。

2. 公共区使用高光效 LED 灯

医院照明用电量约占医院所有用电量的 10%。照明用电量是除加速器系统、工艺冷却水系统、空调系统之后的第四大能耗系统。目前的照明设备以荧光灯为主，其光效为 70 lm/W。而当前市场上高光效 LED 灯的光效可以做到 120 lm/W 以上，在得到相同照度的情况下，高光效 LED 灯的节能率是原有荧光灯的 40%。

对 PT 区、变电站、信息机房、地下车库等区域，使用光效为 120 lm/W 的Pliphs LED 灯代替现有荧光灯。经过计算每年节电 24 万度。

2016 年 4 月完成了 LED 照明节能改造项目。使用 LED 节能灯对 PT区、变电站、信息机房、地下车库等区域的普通荧光灯进行替换改造。一方面，将光效只有 70 lm/W 左右的荧光灯换成光效达到 120 lm/W 的 LED 灯；另一方面，在地下车库的每个停车位上方安装了感应雷达，当停车位有物体移动时，上方的照明灯全亮，而停车位没有物体移动时，上方的照明灯只亮

25%。该节能项目共更换 2141 根 LED 节能灯,于 2016 年 4 月 15 日开始施工,4 月 30 日完工,整体照明节能效果明显。2016 年 5 月照明用电量同比减少 14%,环比减少 19%。6 月照明用电量同比减少 13%。LED 节能改造节能效果统计如图 3-33 所示。

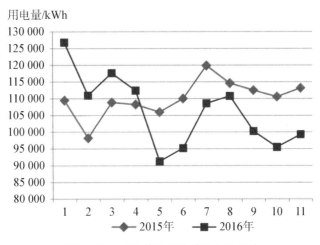

用电量/kWh

图 3-33　LED 节能改造节能效果统计

3. 锅炉余热回收

医院共有 4 台真空热水锅炉,锅炉全年 365 天运行,在夏季为部分负荷运行,冬季为全负荷运行,随着医院全面运行,每年的天然气费用不断上涨。锅炉运行时,锅炉的高温烟气(120～150℃)从烟囱排出,如此高的烟气温度是可以回收利用的。

冷凝型节能器可将烟气中的大部分显热及潜热回收,将烟气排烟温度降至 60℃ 以下,烟气显热和潜热一同回收,可提高约 8% 锅炉效率。预计每年节省 18 万元。

改造工作自 2016 年 4 月开始施工,2016 年 6 月 28 日安装施工调试结束。目前 4 台烟气余热回收装置运行 1 个月,节约天然气 2102 m³,当月节气率达到 10%,超过预定目标 8% 的节气率。与 2015 年的天然气用量相比,总用气量有所下降。下降的一部分是余热回收装置贡献的。锅炉余热回收节气效果统计如图 3-34 所示。

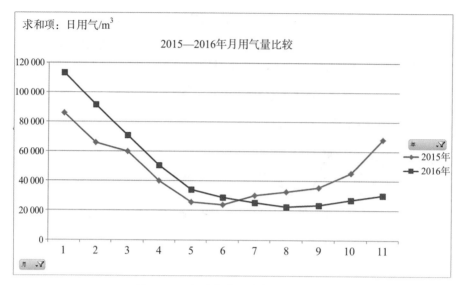

图 3-34 锅炉余热回收节气效果统计

4. 值班楼安装太阳能热水器

上海质子重离子医院宿舍楼原设计为利用锅炉加热提供生活所需热水,为响应政府节能减排的号召,决定在宿舍楼增加一套太阳能热水系统,利用太阳能系统产生的热水解决值班员工热水洗浴的问题。在阴雨天气,太阳能效果不理想时作为辅助热源,而继续采用锅炉供热。这样可以尽量减少使用锅炉的时间,从而实现节约能耗、降低生产成本的目的。

医院内值班休息楼总共 2 层,每日最大洗浴人数约为 40 人次,人均用水量以 100 L/d 计算,设计水量均为 4 t/d。用水设计温度为 55℃,24 小时供热水。采用变频恒压方式供水。加热系统采用太阳能作为主要热源,在天气晴好的情况下,充分利用太阳能加热储热水箱内的水,当太阳光不足及阴雨天气时,由原锅炉继续提供热能。

经过 2 年的运行,此天然气热水系统性能良好,正常晴朗天气下,热水温度适宜,水量充足,压力稳定,达到了预期的使用效果。经计算,在最大用水量情况下,每年可节约 7.7 t 标准煤,折合天然气 5 924 m³。

5. 照明控制优化

医院 PT 区采光长廊、餐厅就餐区、光子等候区有较好的自然采光条件,利用室外自然光可实现以自然光为辅、室内照明灯为主的照明控制方式,在部分区域设置亮度传感器,对室内照明灯的启停进行控制。让区域照度既能满足使用要求又能达到节能需求。

利用原有的智能照明系统,对 PT 区采光长廊通道灯带照明进行节能控制,在治疗室上方平台安装亮度感应器,根据自然光亮度和定时结合,控制采光长廊区域灯带的启停。在餐厅靠窗侧,吊顶天花安装亮度感应器,根据自然光亮度和定时结合,控制餐厅就餐区域照明灯的启停。并可通过消控中心的后台对照明系统进行设置。

改造工作自 2017 年 11 月开始施工,2017 年 12 月 12 日安装施工调试结束。PT 区采光长廊照明 2017 年用电量为 82 084 kWh,2018 年用电量为 71 417 kWh,该区域减少 10 667 kWh 用电量,节电率为 13%(注:未考虑治疗量增加部分用电)。图 3-35 为 PT 区照明控制优化节能效果。

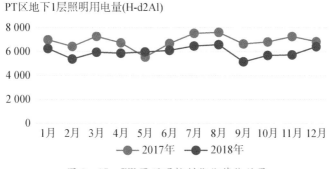

图 3-35　PT 区照明控制优化节能效果

6. 空调系统综合节能

医院供能方式采用 4 台冷水机组＋4 台燃气锅炉方式,其中质子区设备区域全年 24 h 供冷和供热,其他区域为每年 5 月中旬—10 月中旬供冷,11月—次年 3 月中旬供热(燃气锅炉供热)。

冷水机组、燃气锅炉、水泵、冷却塔风机设备的控制方式是根据医院的使用负荷人工启停设备,设备运行状态不能完全贴合负荷和输配管网特性,运行负荷区间较大,末端负荷和机房供给负荷不能有机地平衡,部分负荷下存在大马拉小车现象,同时人员操作时,难以捕捉设备的高效区间,造成了能源的浪费,需要从系统运行安全性、机房供冷稳定性、设备运行节能性和机房管理智能性角度开发出一套高效能源管控系统。

冷水机组、热水泵、冷冻水泵、冷却泵、冷却塔风机设备控制通过增加一套能源管控系统达到节能的目的。能源管控系统具备的主要控制功能有以下内容。

(1)主机智能化控制：主机一键启动，具有定时开关机功能。根据末端空调负荷需求、室外温湿度、主机的效率等参数，综合分析制冷机房运行的经济性，以最经济的模式自动调节主机开启台数。节能自控系统通过智能通信采集冷机主机内部运行参数数据。

(2)联动控制：根据主机的启停情况，联动相关水泵、冷却塔风机、电动阀门执行相关动作，自动调节运行台数和频率，做到联动和保护。

(3)冷冻水循环泵控制：根据末端空调负荷需求、管网末端的压力、压差、温度、温差等参数，自动调节冷冻水循环泵运行台数及运行频率，满足节能经济运行和末端负荷需求。

(4)冷却水循环泵控制：冷却水循环泵根据主机负荷需求、冷却水温度等不同运行工况变频节能控制。

(5)冷却塔节能控制：冷却塔风机变频控制，修正各台冷却塔的风机输出，使风机运行在高效区内。采用近湿球温度控制，降低冷却塔出水温度，提高主机效率从而达到节能控制。

(6)电动阀控制：开到位状态、关到位状态、开阀控制、关阀控制，开度显示。

(7)热水循环泵控制：根据末端空调负荷需求、管网末端的压力、压差、温度、温差等参数，自动调节热泵运行台数及运行频率，满足节能经济运行和末端负荷需求。

(8)通过增加能源管控系统，预计节能率不低于 9.1%，年节约电费不低于 376 963 kWh。

改造工作自 2017 年 7 月开始施工，2017 年 11 月 30 日安装施工调试结束。2017 年空调系统用电量为 718 万千瓦时，2018 年空调系统用电量为 640 万千瓦时，同比减少 78 万千瓦时用电量。空调系统节能效果显著(图 3 - 36)。

7. 冷却水负载识别

冷却水系统是质子重离子加速器系统的重要辅助系统，是加速器散热

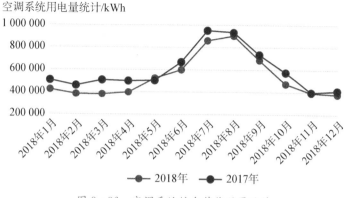

图 3-36　空调系统综合节能效果统计

的重要载体。研究发现,当设备处于低负载状态以及保养停机状态时,冷却水系统可以通过选择性地减少一些设备的运行来实现节能。

通过自动检测分析冷却水各子系统的回水温度、加速器配电系统电流、环境温度等数据,采用模式识别的方法自动识别加速器系统的运行状态。如果判定加速器系统处于待机或停机状态或低负载状态,系统自动选择性地停止冷源水泵、冷冻机。在满足系统换热要求的同时,达到节能降耗的目的。

第一期改造项目于 2018 年 7 月开始试运行,试运行一年节约 75 万度用电量,节约电费约 61.8 万元,节能率约为 15%。图 3-37 为冷却水负载识别节能系统效果。

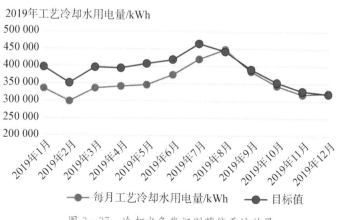

图 3-37　冷却水负载识别节能系统效果

8. 空调冷却塔节水控制

医院空调共有 4 台冷却塔,每年用水量达到 3.6 万吨。由于夏季冷冻机负载大,冷却塔的蒸发量也增大,主要用水时间为夏季。在高温日为保证冷却塔内始终有水在循环冷却,就需要及时补水。补水液位越高,冷却塔系统运行越安全,但高液位容易造成冷却塔溢水,补水液位低则会给冷却塔运行带来风险。合理设置冷却塔补水液位既可保证冷却塔正常运行,又能减少水资源浪费。

4 台冷却塔积水盘深度为 21 cm,通过调整进水浮球阀位置将冷却塔接水盘水位控制在 12~16 cm 的中水位,既能有效防止水从溢水口流出,又能减少冷却塔耗水量。

2018 年 10 月开始调节冷却塔补水液位,2018 年 11 月液位调节完成。2018 年前 8 个月用水量为 67 318 t,2019 年前 8 个月用水量为 51 819 t,较 2018 年同比减少 15 499 t,节水效果明显(图 3 - 38,不排除高温天数的用水影响)。

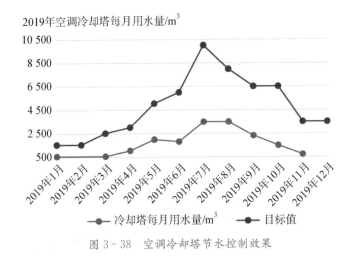

图 3 - 38　空调冷却塔节水控制效果

9. 扶梯节能运行

医院门诊区有 4 台自动扶梯,该扶梯用于连接门诊一层、门诊二层和地下检查治疗区。由于医院人流量并不是很大,工作时间经常看到扶梯空转运行。为提高使用率,减少浪费,对 4 台扶梯进行节能运行控制。

将 4 台扶梯设置为节能模式和停运模式。工作时间 7:30~17:30 为节能模式,其他时间为停运模式。在节能模式中,有人乘扶梯不做变动,当无人乘扶梯超过 1 min 时,电梯进入低速运行模式,电机的运行频率设置为 16 Hz。在低速运行模式下,单台电机的平均功率可下降 1.5 kW 左右,节能率为 75%。

节能运行工作自 2018 年 10 月开始调试,2018 年 10 月 19 日完成节能模式设置。2018 年前 8 个月扶梯用电量为 5 321 kWh,2019 年前 8 个月扶梯用电量为 3 170 kWh,同比减少 2 151 kWh,节电率为 40%。图 3 - 39 为门诊扶梯节能效果。

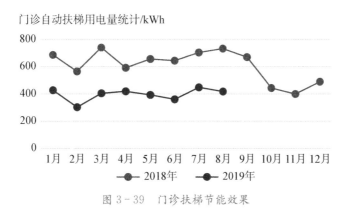

图 3 - 39　门诊扶梯节能效果

3.6　维保管理

3.6.1　维保计划

质子重离子放射治疗设备全天 24 h 开机,仅在特定的维保时间停机。且在开机期间,出于辐射防护安全的考虑,大部分设备区域都无法进入。因此,如何合理安排维保计划,如何在有限的维保期间内做好各项维保工作,是系统运维管理的重要问题。

PT 设备供应厂家 CS 团队、医院工程师团队、医院治疗团队根据全年治疗计划及维护保养计划,综合评估后制定出全年度的维保时间计划。

根据全年维保计划时间安排,PT 工程技术团队应用设备设施运维管理信息系统完成具体维保计划的制定与执行,时间精确到小时。

在信息系统平台手机移动端,也可以查看维保计划的安排情况。在该页面可以根据年份查询当年维保计划内容,以列表形式展现。可以选择年份后提交并查看想要查询的内容。点击维保计划列表栏中的内容可以查看详细计划信息,再点击详细计划列表栏中的内容可以查看保养项目详细信息。

同时,为了明确维保所造成的影响,工程技术团队会对维保的影响范围进行评估,并提前一周通过医院 OA 平台发出维保影响的说明,并通知相关科室做好准备,如提前关闭设备、安排人员协助等。

3.6.2 维保执行

维保的执行工作由各专业工程师负责。各专业工程师根据维保时间计划及内容,与参与维保的外包服务公司技术人员提前做好沟通和协调,确保在计划的时间内高效地完成各项维保工作。

维保人员进入工作区域须经过严格的审核,填写《施工维保申请单》,经过现场物业管理部门与医院后勤保障部门审核后才能进入工作区域进行维保。施工维保申请单中进行了施工安全告知,并请参加维保工作的人员承诺施工安全,以确保现场施工工作的有序开展。

施工过程全程由现场物业技术人员监督执行,维保完成后由医院工程技术人员进行验收。根据各维保服务厂家的维保执行情况,各专业工程师对其进行考核,具体考核项目见 3.4 节。

3.7 备品备件管理

3.7.1 PT 备件管理

1. PT 备件管理概述

同步加速器治疗系统使用的主要备件耗料达 2 000 多种;PT 设备采用 PT 设备供应厂家 CS 团队驻场 24 h 维保的形式。维护团队由电气工程师、物理工程师和 IT 工程师三组人员组成。此外,还有德国 PT 总部服务中心、生产供应商组成的二线专家团队远程支持,承担起加速器的维保及技术支持任务。

除了维修服务的人员配置外,PT设备供应厂家还建立了3个备件库供PT日常维修保养更换备件:①医院现场建立小型的备件耗材库房;②上海虹桥建立PT设备供应厂家标准医疗部件库房;③总部服务中心建立备件保障中心。

还有一些特殊部件,如RF系统四极管TH526/781、X光机球管、平板探测器、平行板电离室、离子源等离子室等,不宜长期存放,维保团队需备件生产厂商的紧急支持。

在实际运行过程中,PT系统发生故障硬件部分占30.6%,但是造成的停机时间却占总停机的64.1%。其中,硬件故障大多数需要更换备件。所以备件的供应时间会直接影响到故障修复的效率。备件的供应时间除了取决于备件的管理机制外,还取决于备件存放地点与故障发生地之间的距离。PT备件到达现场时间如表3-21所示。

表3-21 PT备件到达现场时间

备件库地点	备件到达现场时间
医院内部的备件库	<15 min
上海虹桥备件库	<3 h
德国总部服务中心	>3 d
备件生产厂家	>3 d

其中,备件由德国总部服务中心运送至医院维修现场,须经过订购、运输、清关和商检等一系列步骤,备件最快到达维修现场也要3天的时间,若是备件需要额外从设备生产商处订购,那么维修时间将大大延长,严重影响PT设备的使用。

2. 典型的案例

2016年11月22日早晨5:20分,直线加速器射频系统的前级250 kW放大装置出现故障,经查,原因是前级TH781四极管连续使用了28 597 h,已经接近正常使用寿命(理论值20 000~40 000 h),四极管出现功率放大不稳定现象,打火造成四极管的腔体 TH18781C 绝缘层被击穿损坏不能使用,射频系统停止运行,整个加速器治疗系统停机无法运行。

此次维修需要更换四极管 TH781 和腔体 TH18781C,维保技术人员同时预定了这 2 个备件,其中 TH781 射频四极管在上海虹桥备件库,22 日中午预定备件,当天下午 15:00 备件抵达医院现场。但是备件 TH18781C 在上海本地没有库存,需要在德国的总部服务中心预定。22 日上午预定备件 TH18781C,当晚从德国总部发货,23 日下午抵达上海海关,经过了 1 天的海关商检,于 24 日中午 12 点备件抵达医院。共延误了 3 天的治疗时间。

针对此次故障的维修,可以分析以下几点:①四极管 TH781 备件接近正常使用寿命,没有进行预防性更换,从而也就没有预料到四极管在达到使用寿命后经常打火可能会损坏射频腔体情况;②四极管打火击穿的 TH18781C 腔体备件在上海本地没有备件库存,上海本地的安全库存存在风险;③没有对系统的部件,尤其会对造成系统整体延误治疗的关键部件进行全生命周期跟踪。

3. 提高 PT 备件管理有效性的措施

上述案例只是一次典型的故障维修,随着设备逐渐老化,PT 系统备件的更换的频次会越来越高,种类会越来越多。备件的保障也不是简单地把 PT 所有备件足量地存储在现场,备件也存在有效期,过了有效期的备件被用在了系统上面,可能引起系统更大的故障,所以要充分考虑备件的库存成本、定期检测备件,根据备件供应的优先级,建立经济、合理、高效的备件保障体系,才能有效地保证 PT 设备的高开机率,具体措施如下。

(1) 为确保上海本地 PT 备件库的安全库存,做好备件生命周期的管理计划,及时进行保养更换,保证上海备件库库存,并进行有效的统计管理,避免因备件(特别是耗材类特殊备件)不能及时供应而造成长时间的 PT 设备停机,延误医院正常的治疗。

(2) 对备件清单里的所有备件进行风险评估,综合考虑备件的使用周期、库存成本,建立备件供应优先级,对于风险等级较高的、容易造成整体停机而延误治疗的耗材类备件,必须在上海有库存。对干风险等级高的、上海本地备件库无法存放的备件,要建立紧急供应预案。

(3) 充分利用医院建立的设备设施综合管理平台,对系统的关键部件进行生命周期的跟踪,提早更换接近使用寿命的备件。

(4)在制定下一年度维保计划的同时,也要制定下一年度维保和预计要更换使用的备件耗材计划,并提早把计划内的备件耗材运抵上海本地备件库。

做好备件的全生命周期追踪,并定期保养更换,可以降低故障的发生概率,减少故障产生的损失。本地备件库的科学管理、备件的快速保障供应可以减少故障处理的时间,提高设备的开机率。总之,在技术保障的前提下,备件的快速保障对 PT 系统的开机率起到了最关键的作用。

3.7.2　辅助系统备件管理

医院后勤保障部设置辅助设备设施备件库房,库房管理工作流程如下。

(1)采购单生成:工程师组库房备件根据备件的价格、备件获得的难易程度、库房需求量等条件将备件的需求程度分轻重缓急。应急备件需要及时在医院管理总平台上申请采购,非应急备件根据备件的使用情况和设置的安全库存值定期申请采购。在采购节点时间段,工程师组还可以根据自己负责系统的实际需要申请新的备件,或者在库存备件的数量在安全库存之上的情况下申请采购备件。

(2)送货清单确认:送货清单是供货商与医院之间的销售凭证,送货清单包括供货单位、送货日期、货物名称、规格、单价、签收的收货人等信息。工程师组对为医院提供的备品备件的送货清单进行确认,签字后转交资产部。

库房管理工作流程如图 3-40 所示。

(3)验货收货:在入库之前,库房管理人员需要根据确认后的送货清单填写产品验收单,确保备件的规格型号、实际到货数量、生产厂家与订货单一致,确保即将入库的备件符合规格、质量要求。验收单上需要有验收人的验收意见及验收人签字。

(4)入库管理:验收合格的备品备件须在备品备件入库登记表进行登记,写明物料号、物料名称、型号、供货厂家、入库数量、仓库号、放置位置、入库日期及其他备注。

(5)借用管理:工程师组库房虽然不存在库房调拨情况,但是库房备品

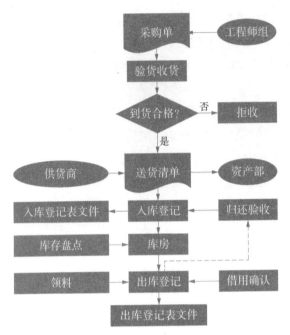

图 3 - 40　库房管理工作流程

备件存在借用情况。被借用的物品分为工具和备件 2 类。

工具借用：借用工具时须登记。库房管理人员需要用这些工具时，通过查阅以往的借用单，知晓工具的借用人。

备件借用：备件借用需要填写借条，写明出借日期、物料号、规格名称、放置位置、数量、借工具人，需借备件的人签字。

归还验收：工具或者备件归还时，库房管理员验收归还物件，检查物件是否完好、有无破损。如经过检查后发现物件完好无损，则重新对物件进行入库登记。

（6）出库管理：工程师组备品备件使用者或者工具借用者去库房领料时填写出库单，出库单上包括备件或工具的厂家、型号、位置、数量、领用人签字、领用日期等信息。同时，出库前需要在出库登记表上登记，出库登记表上写明出库物料、规格型号、领用人、领用日期、用途等，便于更新备件库存清单记录。

（7）库存盘点：库存盘点是指对库房实有备品备件库存数量进行全部

或部分盘点,以确实掌握库房货品状况。

每次盘点前,办理完出入库业务,盘点期间入库备品备件应单独存放,并在盘点后入库。

按照预定的时间对需盘点的备件进行盘点,主要根据盘点表核对实物。盘点表的信息包括物料号、物料名称、规格型号、产地、单位、放置位置、账面结存数量、盘点数量、盈亏数量、盘点日期、盘点人。当前医院工程师组人员每月定期对库房进行盘点。

根据盘点数量和库存统计情况编制盘点报告,确定盘盈盘亏量,追查原因。

(8)库存统计:工程师组定期统计备件的入库、出库情况及现有备件库存情况。现有备件库存情况包括备件名称、型号、厂家、单位、数量、放置位置及备注说明信息。

3.8 空间管理

3.8.1 空间管理模块的组成

重离子医院建成了设施设备综合管理平台,利用空间管理模块进行空间管理,响应医院内各部门对于空间分配的请求,准确计算空间成本,执行成本分摊等内部核算。

从使用功能角度来看,将空间类型划分为 5 类,即医疗空间、办公空间、设备空间、辅助空间及公共空间。依据"建筑-楼层-房间"的层级结构,将医院现有的空间编码规则定为各层级代码的组合。

管理平台中的空间管理模块可用于对医院各种空间数据及信息的展示、分析与统计,可实现同一信息内容在不同子模块的链接共享。最终根据医院实际情况归纳整理成 3 个子模块,即空间信息、空间分配、系统档案库,可使用 BIM 展示查询功能。

用图形化及列表的形式对医院各类建筑空间数据归档管理。主要用于展现医院空间布局,各科室分级、组成以及人员分布。分类汇总医院的空间层级、空间编码、空间类别、空间类型等信息以及人员分布和使用情况。为能耗管理、空间成本分析、数据决策分析提供依据。

1）基本组成

（1）空间层级：包括建筑（楼）、楼层、房间信息，可形成建筑信息表、楼层信息表、房间信息表以及人员分布统计表。

（2）空间编码：建筑空间信息具有统一的编码规则，并使房间信息通过编码规则生成二维码。

（3）空间类型：房间信息具有的空间类型，分成 2 级：一级为办公室、工作区、机房等；二级为控制室、计划室、抢救室等。

（4）空间面积：各空间信息中均包括各自然房间及区域的面积信息，以利于成本统计核算和分配。

2）基本功能

（1）将空间基本信息、层级信息形成树形导航菜单，通过该菜单可以很方便地进行空间库存数据的梳理及查看，可对树形导航菜单的条目进行新增、修改和删除操作。树形导航菜单可显示也可隐藏。树形导航菜单下面对应的是建筑信息表。

（2）可将建筑图图纸、照片或空间库存信息表导入空间库存子模块。建筑图图纸的文件格式为 pdf、dwg，照片的文件格式为 jpg、png 等，空间库存信息表的文件格式为 xls、xlsx。上传的图纸均有图纸编号、图纸名称等信息，当有变更情况发生时，便于统计及查询各版本图纸。

（3）可通过空间编码、空间名称、空间类型等信息查询相应的空间信息并统计各基本信息。

（4）支持新建、删除、修改、打印空间基本信息。

还可将楼层空间划分为多个区块，每个区块包括多个房间，作为辅助空间信息使用，还可通过区块信息来分类检索房间信息。

3.8.2 空间分配

1）基本组成

（1）分类汇总空间分配标准、空间使用制度、空间征费标准、房间使用流程等文本。将各空间的分配情况汇总，包括各房间及公共区域的使用部门及使用人员数量信息的分类统计。当空间组织架构或部门人数发生变动时,空间分配信息将随之调整。

（2）根据空间测量标准及空间征费标准,进行各部门的内部能耗统计分摊。通过将所有空间的成本统计归集,从财务成本角度、空间角度进行成本分摊,计算出各部门的成本,并以报表的形式进行统计分析。

2）基本功能

（1）导入空间分配表及部门使用房间信息表,文本格式为 xls、xlsx。

（2）新增空间分配表以及部门使用房间信息表中的条目,并对各项内容进行编辑,当部门分配的房间发生变动时,可对表中的占用房间数量、各房间编码、各房间使用面积、总使用面积以及每个房间的员工数修改或删除。

（3）点击空间分布图,可在图纸上查看不同部门的空间占用情况。设置查询项为科室名称、科室编码、房间编码。了解空间分配信息、科室占用信息、空间分配的变更记录,形成各种表单。查询空间使用制度、科室能耗分摊、空间分摊及分摊规则。

（4）可将形成的图表、统计表导出为 xls、xlsx、pdf 格式文本,统计报告图可导出为 jpg 格式文本。部门占用房间图、统计表及统计报告图均可打印。

3.8.3　空间档案

（1）将空间管理过程中形成的各类档案文件统一分类放置在系统档案库中,方便用户管理和查阅。

（2）空间管理档案记录的内容包括空间分配标准、空间使用制度、房间使用流程、空间征费标准、空间测量标准等文件以及相关租赁合同及条款文件。

（3）档案文件具有编号、名称、上传日期、上传人等信息（合同文件包括签订时间、到期时间、租赁金额等）。

（4）档案文件支持导入、查询、删除、预览、导出等功能以及名称、关键字检索功能。

3.8.4　空间展示

医院的管理平台能够充分利用 BIM 系统的可视化展示功能,展示各设备系统的区域分布模型和楼层分布模型,提供直观的三维空间信息,包括建筑、空调通风、给排水的系统信息,以及各区域各楼层的消防报警控制设备的分布、门禁系统的分布、安保监控点的分布,可实时调用各监控点和设备控制点的监控图像等。

(1) 可直观展示设备设施的三维空间位置,对故障位置进行快速定位。

(2) 对设备设施运行进行可视化的监控与展示,如可以展示暖通、电气、给排水系统的 3D 信息,可以方便浏览整个建筑完整的中央空调系统、电气系统、给排水系统的 BIM 模型,包括管线和设备的分布情况。

(3) 点击某空间后,可轻松查询空间分配信息,包括科室、人数、名称、面积等。

(4) 依据建筑空间模型,能够查询统计建筑基本构件的材质、规格、类型、数量等基本信息,此外还可以通过在模型中选择对应的设备,查看设备台卡、设备维护保养记录以及设备设施的各类技术参数等信息。

(5) 充分利用 BIM 的三维可视化功能来及时解决医院空间变换、调整带来的管理问题,以及利用形成的空间房间手册进行固定资产统计管理,利用定位和导航技术实现设备设施故障定位和 3D 浏览。

3.9 辐射安全管理

质子重离子加速器的相对复杂性,导致了对其更高的管理要求。医院非常重视辐射防护的管理。这里鉴于医用质子重离子加速器的特殊性,从行政管理和技术管理 2 个方面来加强对质子重离子加速器的管理,以提高其安全性。

3.9.1 辐射安全管理制度

(1) 辐射防护的管理架构:医院根据相关法律法规及医院的实际情况,成立了上海市质子重离子医院辐射防护委员会,由分管院长担任委员会主任,并按规定接受国家核安全局要求的辐射管理者的中级安全培训,委员会成员由与辐射防护相关的各科室主要负责人担任。医院还成立了全国首家医院辐射防护办公室,负责并执行医院的辐射日常工作。按照最新的《射线装置分类办法》,医院的质子重离子加速器属于Ⅰ类射线装置,辐射防护办公室有 5 名专职人员,其中 3 名具有国家注册核安全工程师执业资格,符合国家核安全局对于关键岗位要求的注册核安全工程师的人数要求。

(2)医院辐射防护规章制度:医院辐射防护在国家相关法律法规,如《放射性污染防治法》《核安全法》《放射性同位素与射线装置安全和防护条例》《放射性同位素与射线装置安全许可管理办法》和《放射性同位素与射线装置安全和防护管理办法》等要求的前提下,根据医院实际情况制定了《放射工作人员管理制度》等 10 余个规章制度,以便更好地开展辐射防护相关工作。

(3)医院放射工作人员管理:医院目前有放射工作人员 100 余人,每一名放射工作人员均按要求建立了职业档案,包括环保和卫生的培训、职业健康检测以及佩戴个人剂量仪。个人剂量仪的佩戴按照接触主要射线的种类分为 2 类:一类是在 PT 区(粒子治疗区)作业的,包括放疗科医生、物理师、治疗师、各专业工程师及辐射防护安全工程师,根据质子加速器的特点,这些放射工作人员主要受到光子和中子射线的照射;另一类是放射诊断科,核医学科以及直线加速器区域的放射工作人员受到光子射线的照射。

各专业工程师、辐射安全工程师以及放射治疗的关键岗位的放射工作人员均接受每 4 年一次的环保中级培训。其他人员按照要求接受环保的初级培训。所有放射工作人员同时也接受卫生的培训。医院要求每个放射工作人员到具有资质的放射工作人员职业体检机构进行职业体检后上岗。例如,对于体检结果为“暂时脱离放射岗位”,医院都要严格执行,确保每一名放射工作人员按要求上岗。医院委托具有个人剂量检测资质的机构(光子和中子)放射工作人员进行个人剂量检测,每 2 个月检测一次,全年 6 次,保障不少于国家要求的每年 4 次的个人剂量检测。每一位放射工作人员年剂量都会通知到当事人,并让其签名确认。目前医院正式开业至今,未发现一名放射工作人员的年剂量超过管理限值(10 mSv)。

(4)医院放射工作场所的检测:医院射线装置较多,包括一类射线装置,如质子重离子加速器;二类射线装置,如直线加速器等;三类射线装置,如 CT 等设备。同时还拥有 6 枚固体放射源和核医学科的乙级开放性放射工作场所。放射工作场所的检测由具有放射防护检测资质的专业机构完成,按照要求,每年对上述工作场所进行一次辐射防护检测,同时每年对上述装置和场所进行一次质量控制检测,检测结果均未超出国家相关标准的要求。

另外,医院辐射防护办公室配备了X-γ巡测仪、表面污染检测仪等,对相关工作场所按照制度进行日检或月检;医院为PT区及PT区外环境配备了数台光子和中子的在线监测设备,辐射防护办公室每月对该数据进行分析、归档。还配有数个个人剂量检测仪以应对来访人员进入PT区相关放射工作场所的需求,确保每一个进入PT区的人员的安全。

(5) 医院辐射安全应急管理:根据医院规章制度,医院每年进行2次辐射应急预案演练,场所主要选在质子重离子治疗区域和核医学科区域。演练严格按照国家标准《核和辐射事故医学应急演练导则》的流程和要求进行。医院辐射防护办负责组织每年2次的应急演练,配合的部门有医院核医学科、放射物理科、第三方公司等。演习前,参与演习的每一个人按照演习预案熟悉自己的任务,演习完成后,辐射防护办公室对演习进行总结,并将相关总结和意见发给参与演习的每一个员工,以便知悉并在下次演习中得到提升。

3.9.2　辐射安全技术管理

质子重离子加速器治疗设施辐射防护设计的主要目的是保证设计范围内的设备能够正常使用,限制辐射剂量,降低潜在的照射危险,优化防护措施,主要包含确定设计目标、源项评估、屏蔽设计、安全连锁系统设计、辐射监测系统设计、设备相关的辐射防护设计以及辐射防护的管理等。辐射防护设计是项目建设过程中重要的一环,贯穿设计、安装、调试、运营始终,不仅需要最优的设备布置方案,还与控制、水、暖、电、消防、卫生防疫等密切相关。这里着重介绍辐射屏蔽、安全连锁、辐射监测、设备相关辐射防护以及辐射安全的管理组成。另外,由于医用质子重离子加速器结构复杂,尤其要注重安装调试过程中的辐射安全。

辐射防护设计需要遵守相关的法律法规及设计规范。因为确定设计目标是辐射防护设计的第一步,是实施辐射防护的依据。辐射防护的设计目标值一般根据现行国家标准确定,包括辐射源项、剂量限值、放射性及非放射性工作区域的划分、辐射的屏蔽、辐射的监测、流出物的监测、废物的处理等多个方面。

源项评估是辐射防护设计的基础。对于质子重离子治疗设施的源项评估主要包含中子能谱与产额、伽马（γ）能谱与产额、单位束流的吸收剂量率、材料的残余辐射场以及不同工况的源项分布及强度等。源项评估前需要设定各种可能出现的工艺状况，根据不同情况展开详细的计算分析，才能保证项目通过安全评估。

辐射屏蔽主要体现在加速器防护墙的最优化设计。作为辐射屏蔽所需防护墙厚度的最优化来源，可以通过数学解析计算的方法完成，也可以通过蒙特卡洛模型完成。后者计算起来更方便，在所建立的蒙特卡洛模型中输入相关参数即可在电脑服务器上完成计算。因为屏蔽设计的好坏直接影响工程项目的成本及建设周期。屏蔽设计的主要目的是将评估的辐射水平合理地降低到设计目标规定的剂量限值以下，并对建筑内的工作区域按辐射水平进行合理的分区。剂量限值的设计目标通过现行国家标准给出，由当地环保部门在环境评价报告中予以确认。而工作区域的划分是对设计目标中的放射性工作区域划分的响应。屏蔽厚度直接影响工程土建成本及环评验收。设计过薄会引起局部区域的剂量率超过设计目标值，而过厚会增加成本。屏蔽结构还要求考虑结构自身的安全性、施工的难度和可行性，需要结构设计与屏蔽设计人员协同完成。屏蔽设计通常还包含局部屏蔽的设计，作为主屏蔽（通常是混凝土墙）的补充。

质子重离子加速器屏蔽防护的要点是在辐射源与人体之间放置一种能有效吸收射线的屏蔽材料。与常规光子治疗不同，质子治疗装置产生的主要辐射场是中子场，最有效的屏蔽材料是混凝土或（含硼）聚乙烯这类含氢丰富的材料。为了解决上述材料密度较低的问题，可通过增加厚度和密实度的方法来加强防护性能。当然，质子重离子加速器周围环境也会对优化屏蔽结构起到重要作用，如一般情况下，质子重离子加速器装置建在地面以下。设计中利用土壤屏蔽替换混凝土屏蔽，将加速器室和束流传输线的外墙混凝土厚度优化很多，这样可以大幅度降低建造难度和节省项目投资。

安全连锁系统主要是确保加速器运行中无关人员不会受到额外的照射而设立的，是防止人员受到辐射伤害的最后屏障，给出治疗装置所有可能工况的控制措施以确保该设施的安全。也就是为防止人员及环境受到设计目标外的照射，制止治疗系统非正常工况的出现等，包括人身安全连锁系统、门禁系统和紧急逃逸措施等。辐射工作区域的划分、工作模式的变化（如维修/出束）、加速器出入控制、所用的连锁设备以及搜索路径的优化等都是保证人身安全连锁系统正常运行的重要环节。

质子重离子加速器治疗设施建设时应同步建设辐射与剂量监测系统，对个人剂量、工作场所剂量和环境剂量进行监测。该系统不仅包括治疗时照射的监测，还包括从治疗室流出的空气、水及固体垃圾的监测及制定相应的管理措施。应根据治疗装置的实际情况选用合适的监测设备，合理布置探测器。主要监测项目包括辐射种类、测量的范围、能量响应范围、设备的稳定度、抗电磁场干扰能力以及系统接口等。该系统另外一个重要作用在于，让建筑内外的工作人员与公众确信整个治疗装置设施及所处环境是安全的。应该在质子重离子相关区域布置在线监测系统，这样可以在任何时间给出剂量率以及累积剂量的值。应根据加速器运行过程中的实际情况，以伽马射线和中子作为监测对象。

辐射监测包括请有监测资质的服务机构对工作场所的剂量进行监测和对进入辐射场的职业工作人员的个人剂量进行监测两部分。其中个人剂量监测可以获得每一名职业人员的伽马射线和中子的累积剂量。

设备相关的辐射防护设计除主屏蔽的设计外，还需要对特殊的设备进行有针对性的辐射防护设计以确保安全、方便地维护与使用。这些特殊设备因功能不同，其辐射防护设计要求也不尽相同，如选能器的屏蔽设计、束流穿墙管道上的束流阻挡器及中子屏蔽塞子的设计，它们用于不同束流线切换时对各个治疗室的防护等。

辐射安全的管理是辐射防护最重要的一环，是集软件硬件为一体的辐射安全防护手段。

总而言之，由于质子重离子治疗装置结构复杂，因此在辐射防护上具有独特的复杂性，这主要体现在质子重离子加速器治疗过程的复杂性、加速器运行过程的复杂性、生物效应的复杂性等方面。尤其是质子重离子作为高能离子在与作用对象发生相互作用后产生的次级中子会导致二次肿瘤的发生，这就迫使人们在使用过程中必须注重辐射防护，只有把辐射防护放在重要的位置，才能使风险降到最低，实现安全运营。

参考文献

［1］唐劲天,左焕琮.质子治疗肿瘤的现状与发展趋势[J].中华肿瘤杂志, 2001,23(1)：7－10.

［2］吴晓峰,郭小毛,诸葛立荣.国内首家质子重离子医院建设运营实践与思考[J].中国卫生资源,2018,21(5)：393－396.

［3］王岚,戴小亚.全球质子重离子医院现状与展望[J].中国医院建筑与装备,2016,(1)：26－31.

［4］蒋国梁.质子重离子治疗——肿瘤治疗的新选择[J].科学生活,2015, (8)：66.

［5］王岚,诸葛立荣.上海市质子重离子医院项目管理的实践和思考[J].中国医院建筑与装备,2013,(11)：76－80.

［6］蒋国梁.质子重离子放疗——一把"利刃"向肿瘤[J].抗癌,2015,28 (2)：1－3.

［7］蒋国梁.质子和重离子放疗在中国[J].中华放射医学与防护杂志, 2016,36(8)：561－563.

［8］肖平,贾少微.中国质子、重离子放疗装置建设现状[J].罕少疾病杂志, 2014,21(2)：1－5.

［9］马秋峰,李文建,魏怀鹏.质子治疗的物理与生物学基础[J].基础医学与临床,2005,25(2)：102－111.

［10］刘世耀.质子和重离子治疗及其装置[M].北京：科学出版社,2012.

［11］刘鹏,朱建民.上海市质子重离子加速器设备运行初探[J].中华放射医学与防护杂志,2016,36(8)：639－640.

［12］ 刘鹏. 浅谈医用质子加速器的应用［J］. 科技创新与应用，2014，(15)：50.

［13］ 李万宏. 医用同步加速器冷却水控制系统设计与应用［D］. 上海：华东理工大学，2014.

［14］ 李万宏，朱春杰. 质子重离子加速器设备冷却水系统停机故障预防与应急优化［J］. 中国医学装备，2017，14(10)：19－22.

［15］ 李万宏，朱建民. 医用质子重离子同步加速器冷却水系统控制优化方法与实践［J］. 医疗卫生装备，2017，38(6)：33－35.

［16］ 王岚. 质子重离子医院的环境设计［J］. 中国医院建筑与装备，2016，(1)：32－35.

［17］ 史伟忠. 质子重离子治疗室温湿度高精度控制［J］. 中国医院建筑与装备，2016，(1)：48－50.

［18］ 张伟程，滕沪颖. 上海质子重离子医院工艺冷却水及空调通风工程设计［J］. 空调暖通技术，2015，(2)：8－13.

［19］ 滕沪颖. 上海质子重离子医院工艺冷却水及空调水系统节能设计［J］. 发电与空调，2011，32(3)：16－20.

［20］ 顾建刚，刘鸿诗，周峰，等. 质子重离子加速器治疗系统环境影响评价讨论［C］//中国核学会，核科技、核应用、核经济，2012.

［21］ 周涛，申青峰，王志刚. 质子重离子放疗区射线屏蔽结构施工技术［J］. 建筑施工，2016，38(3)：347－348，357.

［22］ 夏晓彬，王光宏，徐加强，等. 质子重离子治疗装置的辐射防护研究与实践［C］//中国核学会辐射防护分会 2013 年学术年会，2013.

［23］ 王岚. 质子重离子辐射屏蔽防护混凝土的材料选用和施工管理［J］. 建筑施工，2012，34(8)：828－829.

［24］ 郑成广，陈逯浩，徐磊，等. 质子重离子隔墙洞口封堵及管道清洗防辐射施工技术［J］. 建筑施工，2016，38(4)：498－500.

［25］ 俞家华，刘芬菊. 质子和重离子医疗加速器对冷却水和地下水的活化效应［C］//中华医学会第九次全国放射医学与防护学术交流会，2012.

［26］ 孙瑜. 质子重离子医院配电设计［J］. 现代建筑电气，2015，(6)：1－5.

［27］ 朱春杰. 电网波动对质子重离子加速器工艺冷却水系统的影响与应对

方案[J].中国医院建筑与装备,2016,(1)：51－52.

[28] 朱春杰.质子重离子医院的电力保障-使用热成像测温进行预防性工作[J].中国医院建筑与装备,2016,(1)：45－47.

[29] 张勇.质子重离子医院专业工程师团队配置[J].中国医院建筑与装备,2016,(1)：40－41.

[30] 刘鹏.质子重离子加速器系统设备运行模式探讨[J].中国医院建筑与装备,2016,(1)：42－44.

[31] 王岚,朱建民.质子重离子医院后勤管理实践与思考[J].中国医院建筑与装备,2016,(1)：36－39.

[32] 李万宏.基于DMAIC方法的冷却水系统运行管理研究[J].中国医院建筑与装备,2016,(1)：53－56.

[33] 卫生部办公厅.质子和重离子加速器放射治疗技术管理规范(试行)[J].中国药房,2010,(12)：1141.

[34] 李万宏,朱春杰,张勇.一种同步加速器多级串级调温冷却水系统[P].中国专利：201510269710.9,2015－5－25.

[35] 李万宏,朱建民,刘鹏.一种质子重离子加速器循环高纯水耗材自动分析系统[P].中国专利：ZL201520341154.7,2015－10－07.

[36] 辛业春,李国庆,李卫国,等.串联型配电网三相电压不平衡补偿器的研究[J].电力电子技术,2014,48(9)：13－15.

[37] 钱强.振动监测技术在旋转机械故障诊断中的应用[J].噪声与振动控制,2014,34(2)：164－168.

[38] 李万宏,朱春杰,史伟忠.一种闭式循环水全自动切换快速应急稳压装置[P].中国专利：201610712230.X,2016－8－24.

[39] 范李平.红外热成像精准测温技术在变电设备缺陷诊断中的研究与应用[J].现代科学仪器,2016,(4)：77－80,84.

[40] Marco Durante, Harald Paganetti. Nuclear physics in particle therapy：a review [J]. Rep. Prog. Phys. , 2016,79(9)：1－59.

[41] Wayne D Newhauser, Rui Zhang. The physics of proton therapy [J]. Phys. Med. Biol. , 2015,60：155 － 209.

[42] John G Webster, Slavik Tabakov, Kwan-Hoong Ng, et al. Proton

Therapy Physics [M]. London：CRC Press，2011.

[43] Alfred R. Smith. Vision 20/20：Proton therapy [J]. Med. Phys.，2009,36(2)：556 - 568.

[44] 郁庆长.质子治疗的基本知识[M].北京：原子能科学出版社,1999.

[45] 李俊.上海市质子重离子医院项目管理实践[J].中国工程咨询,2015,(2)：52 - 55.

[46] 陈康.质子重离子医院主体建筑结构关键施工技术[J].建筑施工,2012,34(5)：414 - 416.

[47] 蔡文鹭.质子重离子放疗区屏蔽墙防辐射混凝土的关键施工技术[J].建筑施工,2012,34(6)：566 - 568.

[48] 颜正惠.建筑给水排水工程的设计优化研究[D].广州：华南理工大学,2012.

[49] 董丽霞.医院建筑给水排水设计应注意的问题[J].工业用水与废水,2005,36(4)：44 - 45.

[50] 田学春,董孟能,谢厚礼.玻璃贴膜在建筑节能中的应用[J].新型建筑材料,2009,36(8)：51 - 53.

[51] Liu J C. Radiation Safety System of the B-Factory at the Stanford Linear Accelerator Center，SLAC，Stanford，CA，SLAC - TN - PUB - 7788,1998.

[52] Yotam R. Personnel Protection and Beam Containment Systems for the 3 GeV Injector [C]. Particle Accelerator Conference，Conference Record of the 1991 IEEE，1991.

[53] Yasunori Takeuchi. Personnel Protection System of Japan Proton Accelerator Research Complex [C]. Proceedings of ICALEPCS 2003,2003.

[54] 刘世耀.重离子治疗的物理与生物物理性能和装置原理[J].现代物理知识,2003,(6)：29 - 35.

[55] Kraft G, Tumor therapy with heavy charged particles [J]. Progress in Particle and Nuclear Physics，2000,(45)：473 - 544.

[56] 刘世耀.质子治疗和重离子治疗选择准则[J].世界医疗机械,2004,

（5）：58－60.

[57] 弋峰.质子治疗设施的辐射防护问题研究[J].南方能源建设,2017,4
（2）：64－68.

[58] GB/T 17827—1999 国家质量技术监督局畅放射治疗机房设计导则
[S].北京：中国标准出版社,1999.

[59] GB 51721—1985 国家标准局粒子加速器辐射防护规定[S].北京：中
国标准出版社,1985.

[60] GBZ/T 201.5—2007 中华人民共和国卫生部.放射治疗机房的辐射屏
蔽规范第5部分：质子加速器放射治疗机房[S].北京：中国标准出版
社,2007.

[61] 王岚,桂敏.上海市质子重离子医院物资采购招标工作的实践和思考
[J].中国医院建筑与装备,2016,（8）：80－83.

[62] 李万宏,朱春杰.医院设施运维数据分析与决策发展趋势研究[J].中国
医院管理,2018,38（5）：78－80.

[63] 刘鹏,李万宏,王岚.医用质子重离子设备故障通报系统的设计与应用
[J].中国医学装备,2018,15（9）：97－99.

[64] 李万宏,朱春杰.质子重离子加速器冷却水系统运维数据分析要点解
析[J].中国医院建筑与装备,2018,19（5）：30－32.

附 件

附件 1 重离子医院 后勤保障团队已获得的专利(截至 2019 年 12 月)

序号	名称	专利类型	专利号
1	一种同步加速器多级串级调温冷却水系统	发明	201510269710.9
2	一种质子重离子加速器快速应急恒压装置	发明	201510269648.3
3	工艺冷却水余热回收系统	实用新型	201520341094.9
4	一种质子重离子加速器循环高纯水耗材自动分析系统	实用新型	201520341154.7
5	一种闭式循环水全自动切换快速应急稳压系统	实用新型	201620928732.1
6	一种基于质子重离子加速器治疗室的在线辐射监测系统	实用新型	201620766341.4
7	一种应用在质子重离子加速器上的离子源氢气发生系统	实用新型	201621348982.4
8	一种基于质子重离子治疗室激光的输运床自动定位装置	实用新型	201720308562.1
9	一种质子重离子设备故障通报系统	实用新型	201720673573.X

附件 2 重离子医院 后勤保障团队已获得的奖项(截至 2019 年 12 月)

序号	奖项名称	颁发机构	获得时间
1	2015 年度全国医院后勤管理创新先进单位	全国卫生产业企业管理协会;《健康报》社	2016 年 6 月
2	中国医院后勤管理十大价值案例	中国管理科学学会医疗健康管理专业委员会;健康界传媒	2018 年 4 月

（续表）

序号	奖项名称	颁发机构	获得时间
3	2017—2018 年度全国医院安全管理先进单位	全国卫生产业企业管理协会	2018 年 8 月
4	改革开放四十年创新发展示范单位	全国卫生产业企业管理协会	2018 年 10 月
5	2017—2018 年度全国医院后勤管理创新示范单位	全国卫生产业企业管理协会；《健康报》社	2018 年 10 月
6	2018 长三角医院建筑优秀案例	上海市医院协会医院建筑与后勤管理专业委员会等	2018 年 11 月
7	2018 年度节约用水先进集体	浦东新区公共事业管理局	2018 年 12 月
8	2019 年度智慧医院建筑与运维优秀案例	长三角医院建设与运维国际论坛组委会	2019 年 10 月
9	2019 年度浦东新区消防工作先进单位	上海浦东新区消防安全委员会	2019 年 11 月

缩略语

英文简称	汉语说明	英文简称	汉语说明
SPHIC	上海市质子重离子医院	WMPC	多丝正比游离室
IONTRIS	粒子治疗设备型号	PPIM	平行板电离检测器
PSS	个人安全防护系统	PPIC	平行板游离室
PT	质子重离子	MEBT	中能束流传输系统
CDFA	国家食品药品监督管理总局	LEBT	低能束流传输系统
RBE	相对生物相应	BAMS	束流应用及检测系统
RFQ	射频四极场	MGS	气体检测系统
IH-DTL	交叉场型放大器	STCS	安全治疗控制系统
UPS	不间断电源	E-OFF	能量停止
HVAC	供热通风与空气调节	GTO	可关断晶闸管
RF	射频	GTR	双极型功率晶体管
Ion Source	离子源	IGBT	绝缘栅双极型晶体管
LINAC	直线加速器	IGCT	集成门极换流晶闸管
SYNC	同步加速器	kHz	千赫兹
HEBT	高能束流传输线	ACU	加速器中央控制计算机
ACS	加速器控制系统	MR	磁共振检查
TPS	治疗计划系统	DR	直接数字化 X 射线摄影
TCS	治疗控制系统	CT	电子计算机断层扫描
ECR	电子回旋共振离子源	SPET-CT	单光子发射计算机断层成像术

图书在版编目(CIP)数据

质子重离子系统应用技术解析及运维管理/王岚编著. —上海：复旦大学出版社，2021.6
ISBN 978-7-309-15609-6

Ⅰ.①质… Ⅱ.①王… Ⅲ.①放射治疗仪器-临床应用 ②放射治疗仪器-设备管理
Ⅳ.①R815.08

中国版本图书馆 CIP 数据核字(2021)第 066309 号

质子重离子系统应用技术解析及运维管理
王　岚　编著
责任编辑/王　珍

复旦大学出版社有限公司出版发行
上海市国权路 579 号　邮编：200433
网址：fupnet@ fudanpress. com　http://www. fudanpress. com
门市零售：86-21-65102580　团体订购：86-21-65104505
出版部电话：86-21-65642845
上海四维数字图文有限公司

开本 787×960　1/16　印张 15.75　字数 242 千
2021 年 6 月第 1 版第 1 次印刷

ISBN 978-7-309-15609-6/R·1869
定价：88.00 元